## ゼロからわかる
# 小児う蝕予防の最前線

[編集]
吉田昊哲

[著]
花田信弘／藤原 卓／眞木吉信／奥 猛志

クインテッセンス出版株式会社　2018
QUINTESSENCE PUBLISHING

Berlin, Barcelona, Chicago, Istanbul, London, Milan, Moscow, New Delhi, Paris, Prague, São Paulo, Seoul, Singapore, Tokyo, Warsaw

# 企画にあたって

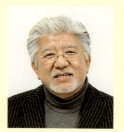

公益社団法人 日本小児歯科学会 監事／専門医指導医
南山手小児歯科 院長
吉田昊哲

「うちの子にフッ素（フッ化物）を塗ってください」「歯をみがく時間がなかったので『歯みがきガム』を噛ませてきました」。近ごろの保護者のかたから、異口同音のように聞かれる言葉です。フッ化物をう蝕予防の万能薬であるかのように考えていたり、う蝕予防に効果があるというガムのCMをそのまま鵜呑みにしてしまっていたり……。

「フッ素を塗っただけではむし歯は防げません」「代用甘味料を使ったガムは歯みがきの代わりにはなりません」。そうお伝えしなくてはならないことが多々あります。

その一方で、フッ化物の応用は、う蝕予防に有益であることが科学的にも統計的にも実証されているのに、感情的な否定を繰り返すかたはいまだに後を絶ちません。それどころか、「フッ素塗布や甘味制限、定期健診自体がう蝕予防には無意味だ」などと真剣に述べられているかたも見受けられます。

Keyesの輪に示されるように、う蝕は単純な原因で起こる疾患ではありません。う蝕にかかわる三要素を説明することから小児歯科臨床がはじまります。う蝕予防は、ミュータンスレンサ球菌の感染過程の理解にはじまり、それにつながるう蝕の発症をいかに抑えるかにかかっています。近年のう蝕予防研究のほとんどは、基礎に立ち返った細菌学にその科学的根拠を求めていることは誰もが認めるところです。

患者さん一人ひとりのう蝕リスクは異なります。ですから、患者さん自身にもう蝕が発症するメカニズムを理解していただき、う蝕リスクを診断して、根拠に基づいた予防に導いてこそ、納得いただけるう蝕予防が実践できるものと考えます。これこそが"E.B.M."です。根拠のない医療には説得力がありません。

わが国は現在、ますます少子高齢化が進み、生活習慣の急激な変化が健康志向の変化へとつながってきました。心血管疾患や糖尿病をはじめ、疾病に対しては、予防主体の臨床へと変わってきたと言えます。

しかし、これまでわれわれが受けてきた歯科臨床の教育は、そのほとんどができてしまったう窩の処理と、実質欠損部への充填修復処置に端を発する、いわゆる「対症療法」でした。う蝕の洪水時代だったという社会的背景はあったにせよ、まずはう蝕の修復処置を中心に学んできたことにあらためて驚く次第です。疾病に対峙したとき、その根拠を突き詰める教育が二の次にされてきたことが、歯科の世界のウィークポイントでした。

現在、私の歯科医院を訪れる初診患者さんの主訴はう蝕の治療ではなく、その大半が予防であり、次いで歯並び、噛み合わせに関する相談です。この傾向は他の小児歯科専門医を標榜される歯科医院でも多かれ少なかれ同様であり、しかもそれは年を追うごとに顕著になってきています。

一般に、歯科医院を訪れる患者さんにはそれぞれさまざまな理由があり、う蝕ばかりが歯科疾患ではありませんが、少なくとも従来は、う蝕に端を発する事由がもっとも多かったはずです。初期治療に問題があったり、充填後の管理に不備がありう蝕が再発したり、治療の繰り返しの結果やむなく抜歯、欠損補綴

に至るケースは、これまで日常茶飯事でした。

「そもそもの出発点となるう蝕の発生さえなければ……こんな思いは子どもにはさせたくない！」。保護者からの訴えを耳にするにつけ、こうした親世代の後悔が、いまの子どもたちへの予防観念に結びついたのだと考えます。

「いまの子どもは10年後、20年後の大人」とはよく言われますが、10年なんてあっという間です。近年の小児歯科臨床から想像させられるのは、ごく近い将来、う蝕以外でも、予防が主訴の大半を占める世界が、もうそこに近づいているに違いないということです。

そうした状況のなか、私自身、もっともっと広い視野に立ってう蝕予防論を理解したいとつねづね考えていました。生活背景を含め、未病の段階から向き合えてこそ、本来の健康医療と言えるのではないでしょうか？　世界レベルではもうその観点から、根本からう窩を撲滅しようとする運動まではじまっているようです。結核やハンセン氏病同様、う蝕も過去の疾患と言われることになる日が来るのでしょう。

予防主体の社会となれば、患者さんへの予防理論の説明が求められる機会が増えることは間違いありません。歯科医療者の皆さんには、患者さんの情報獲得手段となるネットやコマーシャルベースの知識に振り回されることなく、倫理観をもって、エビデンスに基づいた知識とスキルを身につけることにどん欲であってほしいものです。

ただ、予防理論に関する話は、どうしても堅い、難しい教本が多いものです。とくに新人のかたの場合、日々の仕事を覚えるのに苦心している状況のなかでは、どうしても手が伸びづらいことでしょう。

そこで、小児のう蝕予防に必要な情報が網羅されていて、しかも、基礎教育だけの知識でも十分理解できるように、とことん噛みくだいて書かれた"ゼロからわかる"書籍をつくりたいと考えました。そうした経緯から、長年、小児歯科学分野で執筆活動をしてきた経験をいかし、今回、私自身はコーディネーター役に徹し、いままでの知己人脈をたどり、研究分野の最先端を歩まれている先生がたにお願いして執筆していただくことになりました。

本書はいわば大学の講義のように、1時限目、2時限目と進んでいきます。まず1時限目は、小児う蝕の主要因である「ミュータンスレンサ球菌」について花田信弘先生（鶴見大学歯学部探索歯学講座 教授）に。そして2時限目は、う蝕とは切っても切れない「砂糖（スクロース）と代用甘味料の知識」について藤原 卓先生（長崎大学医歯薬学総合研究科小児歯科学分野 教授）にご説明いただきます。

続く3時限目は、昨年3月に歯磨剤に添加されるフッ化物の濃度上限が1500ppmに引き上げられましたが、これに対応した「フッ化物応用の最新の手引き」を眞木吉信先生（東京歯科大学衛生学講座 教授）に。そして最後の4時限目は、う蝕リスク診断ソフト「ステファナリシス」を開発された奥 猛志先生（鹿児島県開業、日本小児歯科学会 専門医指導医）に「実際の臨床でのう蝕リスクの分析・診断手法」をお話しいただきます。エビデンスを意識しつつ、患者さんに提供しやすい平易な内容で、しかもどのように患者さんへのアプローチにつなげるかについてもご教授いただきます。

本書を読めば、細菌、糖（代用甘味料）、フッ化物、実践応用と、小児う蝕予防に必要な知識が総合的に身につくことでしょう。これからのう蝕予防を担うかたがたの、日々の臨床の糧になりましたら幸いです。

# Contents

**企画にあたって** .................................................. 2
吉田昊哲　南山手小児歯科 院長

## 1時限目　細菌編 .................................................. 7
花田信弘　鶴見大学歯学部探索歯学講座 教授

1. 小児う蝕の主犯、ミュータンスレンサ球菌 .................................................. 8
2. ミュータンスレンサ球菌って何？ .................................................. 10
3. う蝕の進行にはステージがある .................................................. 12
   - ［STAGE1］伝播・付着 .................................................. 14
   - ［STAGE2］定着 .................................................. 16
   - ［STAGE3］感染 .................................................. 21
   - ［STAGE4］初期う蝕の発症 .................................................. 27
   - ［STAGE5］う窩の形成 .................................................. 29
4. 一次・二次予防の主役は歯科衛生士 .................................................. 30

補講：う蝕と人類の歩み .................................................. 33

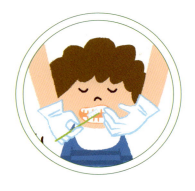 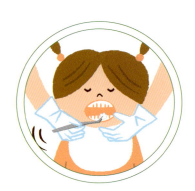

## 2時限目　代用甘味料編 ......37

藤原 卓　長崎大学医歯薬学総合研究科小児歯科学分野 教授

1. スクロースって何だろう？ ......38
2. う蝕のしくみとスクロースのかかわり ......40
3. 代用甘味料のう蝕予防のしくみ ......42
4. 代用甘味料の予防効果の違い ......44
5. 代用甘味料をめぐる3つの誤解 ......47
6. 甘味料データベース ......48
　　糖質系甘味料 ......48
　　非糖質系甘味料 ......51

## 3時限目　フッ化物編 ......55

眞木吉信　東京歯科大学衛生学講座 教授

1. これからのう蝕予防の指針、フッ化物局所応用 ......56
2. フッ化物応用の基礎知識 ......58
3. 日本のフッ化物応用の現状 ......60
4. フッ化物歯面塗布で萌出直後の歯をまもる ......63
　　綿球塗布法（一般法） ......65
　　トレー法 ......66
　　イオン導入法 ......66
　　歯ブラシゲル法 ......67
5. フッ化物洗口で萌出直後の永久歯をまもる ......68
6. フッ化物配合歯磨剤で一生のセルフケアを ......71
7. フッ化物応用をめぐる8つのQ&A ......77
8. フッ化物応用のこれからの課題 ......79

# Contents

**4時限目** 実践編 ................................................... 81

奥 猛志 医療法人 おく小児矯正歯科 院長

1. 患者さんのリスクの「見える化」 ................................................... 82
2. 患者さんごとのステファンカーブを描く ................................................... 84
3. ステファンカーブを変化させる要因を知ろう！ ................................................... 86
   「年齢」と「フッ化物の使用状況」で「臨界pH」が決まる ................................................... 86
   「安静時プラークのpH」で「カーブの最高値」が決まる ................................................... 87
   「細菌の酸産生能」で「カーブの最低値」が決まる ................................................... 88
   「唾液緩衝能」で「カーブの傾き」が決まる ................................................... 89
   「飲食の回数」で「カーブの波の数」が決まる ................................................... 90
4. う蝕リスク検査の流れ ................................................... 92
5. 実践！ステファンカーブを活用した保健指導 ................................................... 94
   ［CASE1］う蝕が多く、フッ化物が苦手なお子さんの症例 ................................................... 94
   ［CASE2］親子でう蝕リスク検査を行った症例 ................................................... 98
   ［CASE3］全身麻酔下治療後、口腔内環境が改善した症例 ................................................... 102

# おわりに ................................................... 106

吉田昊哲 南山手小児歯科 院長

# 索引 ................................................... 107

# 編者・著者略歴 ................................................... 110

イラスト：石山綾子、有村 綾

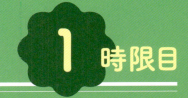

# 細菌編

Mutans streptococci

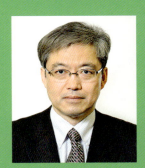

花田信弘
鶴見大学歯学部
探索歯学講座 教授

# 1. 小児う蝕の主犯、ミュータンスレンサ球菌

小児のう蝕は成人のう蝕よりも発症のしくみがシンプルです。
だからこそ、その主要因である細菌についての知識は欠かせないものといえます。

## ミュータンスレンサ球菌の感染の有無がカギ

う蝕とは、「微生物により歯の組織が局所的に破壊されていく病理過程」のことをいいます[1]。微生物がまったく関与しない脱灰病変や酸蝕症、エナメル質形成不全症などはう蝕には分類されません。

う蝕発症に関与する微生物は、糖を基質として有機酸を産生する、レンサ球菌などの一部の糖発酵性微生物群ですが、なかでも主役を担うのは、ミュータンスレンサ球菌です。そのほかにも関与が疑われる複数の菌種があるものの、小児う蝕に限定すれば「ミュータンスレンサ球菌の感染の有無が、う蝕発症に最大の関与をしている」といえます。

## 共犯者、ラクトバチルス菌

ラクトバチルス菌（乳酸桿菌）も乳酸を産生し、う蝕の発症に関与しますが、動物実験の結果、ラクトバチルス菌単独ではう窩を形成しないことがわかっています[2]。ラクトバチルス菌は、ミュータンスレンサ球菌と連携してう蝕の重症化に関与すると考えられます。う蝕の発症に関しては、ラクトバチルス菌はミュータンスレンサ球菌のわき役にすぎません。う蝕の主犯がミュータンスレンサ球菌なら、共犯者がラクトバチルス菌といったところでしょうか。

## 小児う蝕は「外因感染」

生体外から進入した微生物によって感染が起こるものを「外因感染」（外因性感染）と呼びます。小児のエナメル質う蝕は、ミュータンスレンサ球菌の早期感染を疾病リスクとする外因感染です。

対して、成人や高齢者のう蝕は、幼少期から口腔内に持続感染していたミュータンスレンサ球菌によるものですから、ラクトバチルス菌を含むさまざまな常在菌による「内因感染」の要素が強く出ます。とくに歯周病になって根面が露出すると、ミュータンスレンサ球菌以外にも、ラクトバチルス菌などの有機酸産生菌が根面う蝕の発症に関与します。

## 小児う蝕の要因はシンプル

ミュータンスレンサ球菌は、砂糖など糖類中心の食習慣をしていると口腔内で爆発的に増殖します。したがって、「ミュータンスレンサ球菌」と「糖の摂取」が、小児う蝕の主要因といえます。

一方、成人や高齢者のう蝕には、多因子が関与します。糖質・糖類の摂取にくわえ、降圧剤、抗うつ剤などの服用による唾液分泌の低下、各種生活習慣病の合併症など、複雑な要素が影響します。成人や高齢者のう蝕は、感染症をベースにした「Keyes（カイス）の3つの輪」（図1-1）の3因子だけでは説明しにくいため、複数の予防因子と複数の病原因子のバランスで発症の有無が決定される「カリエスバランス」という概念が提唱されています（図1-2）[3]。

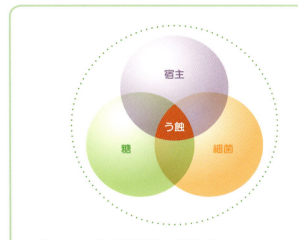

**図1-1　小児う蝕発症の概念（Keyesの3つの輪）**
宿主・細菌・糖の3つのリスク要因が重なるとう蝕となる。

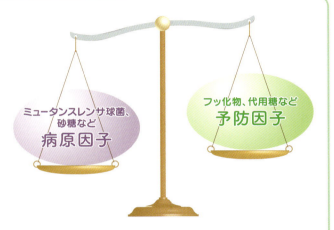

**図1-2　成人う蝕発症の概念（カリエスバランス）**
天秤が病原因子に傾き、成人う蝕が発症直前の状態。

### ココがポイント！

**細菌と砂糖が小児う蝕の根本**

ミュータンスレンサ球菌は、砂糖など糖類中心の食習慣をしていると口腔内で爆発的に増殖します。ですから、ミュータンスレンサ球菌のコントロールと、食習慣（砂糖摂取）の管理が小児う蝕の根本療法には必要となります。

# 2. ミュータンスレンサ球菌って何？

そもそもミュータンスレンサ球菌とはどんな細菌なのでしょうか？
生物学的な面から見てみましょう。

## 特徴その1：糖から酸を産生する

小児う蝕の主犯であるミュータンスレンサ球菌。これは口腔レンサ球菌の一種で、口腔に常在するレンサ球菌に共通する性質は、「糖を取り込んで乳酸などの有機酸を産生すること」。この能力は、口腔レンサ球菌以外にも、乳酸桿菌などいくつかの種類の微生物ももっています。

じつは、微生物が有機酸を産生すること自体は悪いことではありません。酸が口腔環境のpHを低下させることにより、歯周病菌をはじめとする多くの腐敗菌の増殖が抑えられるのです。

「え？ じゃあむし歯菌が酸をつくるのもいいことなの？」と思うかもしれませんが、ミュータンスレンサ球菌の場合は、この菌を「う蝕細菌」たらしめている特徴があります。それが「不溶性グルカン」です。

## 特徴その2：不溶性グルカンを合成する

う蝕細菌として、ミュータンスレンサ球菌が他のレンサ球菌から特別扱いを受ける理由。それは、この菌が砂糖（スクロース）から粘着性のある「不溶性グルカン」を菌体外に形成する能力があることです。

グルカンとは、「グルコース」という糖のいちばん小さな形態（単糖）が連なったもので、「多糖体」の一種です。単なるグルカンは他の細菌も合成しますが、粘着性かつ不溶性のグルカンを合成するのがミュータンスレンサ球菌の特徴です。

ところで、さきほど「微生物が有機酸を産生すること自体は悪いことではない」と述べましたね。ですが、「有機酸の産生」と、「不溶性で粘着性のグルカン合成」とが同時に起こると話は別です。不溶性で粘着性のグルカンにより、有機酸が唾液中に拡散せず、グルカンの中に閉じ込められるため、局所的に極端なpHの低下が起こります。この現象が歯の表面で起こると初期う蝕を発症し、やがてう窩に進行するのです。

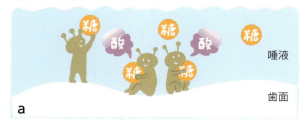
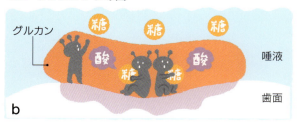

**図1-3　不溶性グルカンの有無による酸の拡散の違い**
a グルカンをつくらない他のレンサ球菌の場合、つくられた酸が唾液中に拡散するので、局所的なpHの低下は起こらない。 b ミュータンスレンサ球菌の場合、つくられた酸が不溶性グルカンで閉じ込められ、唾液中に拡散しない。その結果、局所的なpHの低下が起こる。

## 多糖体とバイオフィルム

バイオフィルムの成立にも、多糖体が関係します。微生物自身がつくり出した多糖体で微生物叢が覆われながら増殖するような状態がバイオフィルムです。厚生労働省の情報サイト「e-ヘルスネット」では、バイオフィルムを次のように説明しています。

「細菌および細菌が産生する菌体外粘性多糖体（グリコカリックス）が固相表面に形成した集合体をバイオフィルムといいます。地球環境で水のあるところには大抵バイオフィルムがみられます。口腔内のデンタルプラーク（歯垢）はバイオフィルムの典型例です」

## う蝕は「バイオフィルム感染症」

人体に形成されたバイオフィルムは、慢性感染症を引き起こします。ミュータンスレンサ球菌によるう蝕も感染症のひとつですが、通常の感染症とは区別され、「バイオフィルム感染症」と呼ばれます。

通常の感染症はワクチンや抗菌薬で予防や治療を行います。しかし、バイオフィルムが形成されると、バイオフィルムの膜により薬剤や抗体が微生物に到達しにくくなるので、ワクチンの接種や抗菌薬の投与では、病原微生物の増殖を抑えられなくなります。そこで、バイオフィルムによる疾患を「バイオフィルム感染症」と呼び、ワクチンや抗菌薬による制圧を目指す他の感染症とは区別するようになってきました。

### COLUMN

#### バイオフィルムをたとえるなら…

バイオフィルムはよく「排水溝のヌメリ」にたとえられますが、患者さんにもう少しさわやかな例でたとえるなら、「パッションフルーツ」が近いかもしれません。

パッションフルーツは、厚い皮の中に、ゼリー状の果肉に包まれた黒い種がたくさん入っている南国の果物です。黒い種がミュータンスレンサ球菌としたら、そのまわりのゼリー状の果肉がグルカンです。ゼリー状の部分は粘着性があるので、スプーンですくうとほかの種と絡み合ってくっつきます。これがバイオフィルムですね。

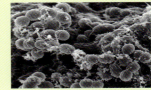
バイオフィルム

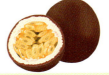
パッションフルーツ

### ココがポイント！

#### 栄養供給を断つべし！

微生物による有機酸の産生は、栄養供給があるときだけ起こり、栄養供給が途絶えるとそこで停止されます。この現象を示しているのが、みなさんおなじみの「ステファンカーブ」です。ステファンカーブでは、pHの低下と回復が繰り返されますが、低下や回復のスピードはバイオフィルムの性状に依存します。

口腔内の微生物への栄養供給の手段は、主に人間の食事と間食です。そういうわけで、臨床では間食を控えるよう指導することで、頻繁なpHの低下による歯の脱灰を防ごうとしているのです。

# 3. う蝕の進行にはステージがある

う窩が形成されるまでには、いくつもの段階（ステージ）があります。
それはつまり、ステージごとに予防のチャンスが存在するともいえます。

## う窩形成までのう蝕のステージ

　ミュータンスレンサ球菌は保護者の唾液を介して、日常的に乳幼児の口腔に伝播しています。**伝播**してもすぐに定着するわけではなく、「一次通過菌」として**付着**しているだけです。しかし、伝播が繰り返されると、次第に口腔内で増殖し**定着**するようになります。この状態を「定住菌」といいますが、定住菌の状態では病原性はなく、う蝕は発症しません。この状態の人を「健康保菌者」といいます。

　「健康保菌者」が砂糖を日常的に摂取するようになると、歯面にバイオフィルムが形成され、ミュータンスレンサ球菌が「バイオフィルム菌」として固着します。この状態が**感染**です。感染状態が長く続くと**初期う蝕が発症**し、初期う蝕を放置すると**う窩**が生じます。ミュータンスレンサ球菌の感染と砂糖の持続的な摂取がう窩を形成することは、動物実験でも明らかになっています[2]。

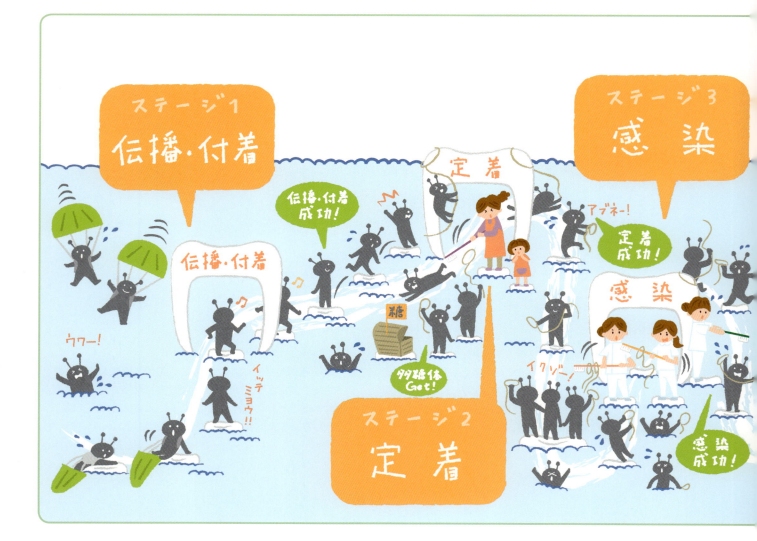

## ステージごとに介入のチャンスが！

ミュータンスレンサ球菌が伝播・付着して定着、感染し、初期う蝕を発症、そしてう窩が形成されるまでには、少なくとも数カ月を要します。各段階ごとに的確な処置が取れれば、う窩は発症しないか、発症しても軽微な修復処置にとどめることができます。つまり、う窩が形成されるまでにはいくつもの段階（ステージ）があり、歯科衛生士にはステージごとに予防のチャンスが存在するといえます。

小児の場合は、ミュータンスレンサ球菌の保菌者が少ないため、早期感染の有無がう蝕発症に強くかかわります。そのため、細菌の面から小児う蝕予防を考えるなら、ミュータンスレンサ球菌の早期の定着・感染を防止することが重要といえます。

| ステージ 1 | ステージ 2 | ステージ 3 | ステージ 4 | ステージ 5 |
|---|---|---|---|---|
| 伝播・付着 | 定着 | 感染 | 初期う蝕の発症 | う窩形成 |

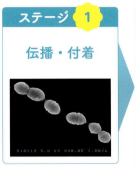
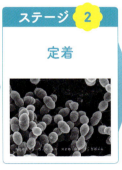
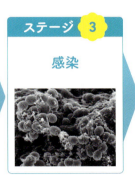
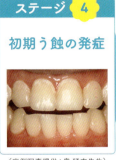

（症例写真提供：奥 猛志先生）

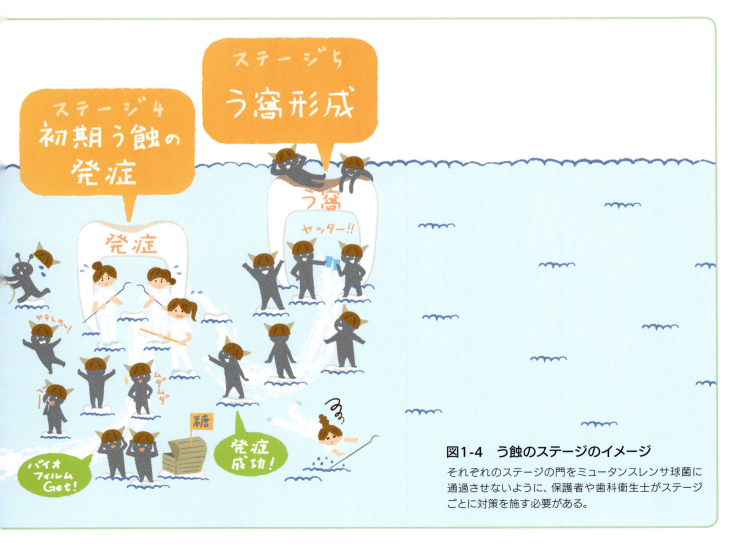

**図1-4 う蝕のステージのイメージ**
それぞれのステージの門をミュータンスレンサ球菌に通過させないように、保護者や歯科衛生士がステージごとに対策を施す必要がある。

# STAGE 1 伝播・付着

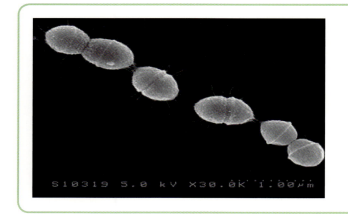

**図1-5　伝播時のミュータンスレンサ球菌**
砂糖のない状態では、ごく普通のレンサ球菌のように見える。

## 歯がなければ定着しない

　ミュータンスレンサ球菌は保護者の唾液を介して乳幼児に伝播します。乳児に歯が生えていなければ、伝播した菌は定着することなく、一時通過菌として舌背から食道に落下します。歯という定着の「足がかり」がないため、そのまま食道に転落してしまうのです。

　乳児の口腔にはミュータンスレンサ球菌は定着していません。たまに乳児の舌などからミュータンスレンサ球菌が検出されることはありますが、伝播した細菌が一時通過菌としてとどまっているだけで、歯のない口腔に長期定着することはありません。

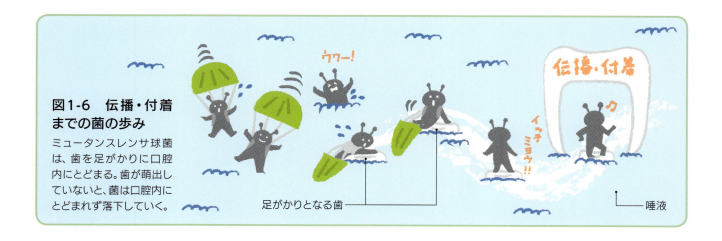

**図1-6　伝播・付着までの菌の歩み**
ミュータンスレンサ球菌は、歯を足がかりに口腔内にとどまる。歯が萌出していないと、菌は口腔内にとどまれず落下していく。

## ミュータンスレンサ球菌は外来性の病原体

歯面細菌叢を構成する典型的な常在細菌群（p.26 **図1-21**）のなかには、ミュータンスレンサ球菌（*Streptococcus mutans* と *Streptococcus sobrinus*）の名はありません[4]。これらの菌種はもともとは口腔内に存在せず、ヒトの一生のある時期（乳歯の萌出時期）に外部から伝播して、粘着性のグルカンを武器に、歯面細菌叢を構成する細菌の間に付着・定着・感染する外来性の病原体なのです。

ミュータンスレンサ球菌を保菌していない小児はどのくらいいるのでしょうか。まず、歯が萌出していない乳児は、全員がミュータンスレンサ球菌を保菌していません。一方、1,050名の1歳児のミュータンスレンサ球菌の保菌率を調べたIngemanssonらの研究では、保菌者率は27％でした[5]。

## カリエスフリーの子どもはミュータンスフリー

成人のう蝕と違い、小児ではミュータンスレンサ球菌の定着・感染がう蝕の発症に直結しています。最新の細菌分析方法（ピロシークエンス法）で検討した結果、乳歯う蝕の発症は、ミュータンスレンサ球菌の感染と強い相関があることがあらためて明確になりました。つまり、「カリエスフリーの子どもはミュータンスフリー」なのです[6]。

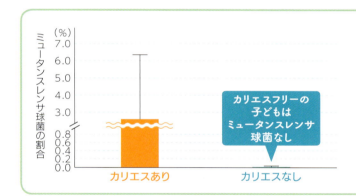

**図1-7 ミュータンスレンサ球菌と乳歯う蝕**
プラークを検体に、幼児の歯面細菌に占めるミュータンスレンサ球菌の割合をピロシークエンス法で分析した結果、う蝕の有無と菌の感染にはあらためて強い相関が認められた。
（参考文献6より作図）

### ココがポイント！

**伝播の源は保護者！**

ミュータンスレンサ球菌は、基本的には保護者から幼児へと、唾液を介してつねに伝播しています。ですから、育児中の保護者には、口腔内のミュータンスレンサ球菌が増殖しないように、しっかり歯を磨いてもらうことが大切です。歯科医院で定期的に歯のクリーニング（PMTC）を受けてもらうことも推奨されます。

ちなみに、歯が萌出していない段階では垂直感染の心配はありません。キスなどのスキンシップも問題ないことを、保護者に伝えてあげましょう。

# STAGE 2 定着

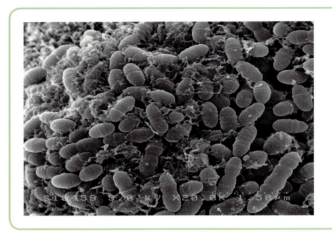

**図1-8　定着時のミュータンスレンサ球菌**
菌体外につくられたヒモ状の多糖体（グルカン）によって、歯面に付着し増殖する。この段階ではバイオフィルムは形成されていない。

## 砂糖が定着を促す

　歯が萌出していて、しかも砂糖が日常的に口腔内に存在している場合、ミュータンスレンサ球菌は急激に増殖します。砂糖を頻回に摂取すると、ミュータンスレンサ球菌はヒモ状の多糖体（粘着性のある不溶性グルカン）をまとい、歯面への付着力が増します。これが付着因子となって、歯面に定着します。
　しかし、この時に保護者が毎日の仕上げ磨きをきちんと行っていれば、菌が歯面に定着することはありません。**①乳歯が萌出している、②乳幼児と保護者がともに砂糖摂取を頻回行っている、③保護者が毎日の仕上げ磨きを怠っている**──この3要素が重なると、ミュータンスレンサ球菌は乳幼児の口腔に定着するようになります。
　ただし、定着することと感染・発症することは別物です。砂糖の摂取量が少なければ、歯面に付着し増殖するだけで、バイオフィルムを形成せず、う蝕も発症しません。この状態の細菌を「定住菌」といい、細菌がこの状態にある人を「健康保菌者」といいます。

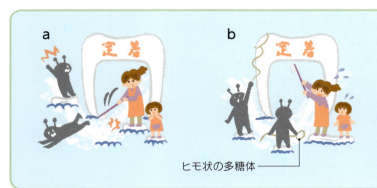

**図1-9　定着までの菌の歩み**
a 定着を防ぐには保護者による仕上げ磨きが大切。b しかし、菌が多糖体を形成すると、付着力が増すため仕上げ磨きでは落とすのが難しくなる。

## 保護者の口腔衛生にも目を配ろう

保護者の口腔にミュータンスレンサ球菌がいる場合、唾液を介したミュータンスレンサ球菌の伝播は頻繁に起こりますが、定着するかどうかは子どもが砂糖を摂取しているかどうかで決まります。砂糖があると、ミュータンスレンサ球菌は粘着性のグルカンを菌体外につくるので定着しやすくなります。あめ玉をしゃぶりながら居眠りをするような状況があれば、ミュータンスレンサ球菌は歯面にしっかりと定着（固着）してしまいます。

Ingemansson が行った、1歳児を対象としたスウェーデンの研究では、ミュータンスレンサ球菌の定着には、「兄弟姉妹のう蝕」「水以外の飲料水」「8歯以上の歯の萌出」が有意に関与していることが報告されています[5]。アンケート調査なので飲食物の内容は明確ではありませんが、「水以外の飲料水」とは、砂糖入りジュースや炭酸飲料のことだと思われます。

### 発展 ADVANCE

### 砂糖はエネルギーのかたまり！

保護者の唾液中のミュータンスレンサ球菌量を減らすには、砂糖制限が必要です。砂糖はミュータンスレンサ球菌によるグルカン合成の基質になるため、ミュータンスレンサ球菌が伝播したあと、定着していく過程で重要な役割を果たします。砂糖があると、ミュータンスレンサ球菌の定着力や感染力が一気に高まるのです。

砂糖、つまりスクロースは、グルコース（ぶどう糖）とフルクトース（果糖）からなる二糖類です。グルコースとフルクトースの間には高エネルギー結合（6600 cal/mol）が存在し、ミュータンスレンサ球菌の酵素がグルコースとフルクトースを解離（加水分解）すると、大きな自由エネルギーが生じます。これはさながら押し縮められたバネが一気に解放されるようなもので、このエネルギーを利用して、ミュータンスレンサ球菌は特有のグルカンやバイオフィルムを形成します。このように、砂糖は糖類のなかでも特別な存在であり、ミュータンスレンサ球菌と砂糖の間には密接な関係があるのです。

#### 図1-10 スクロースの分子構造
スクロースはグルコースとフルクトースが高エネルギー結合している。

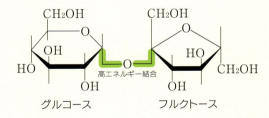

## COLUMN

### ミュータンスレンサ球菌の除菌は可能か？

従来は、一度定着したミュータンスレンサ球菌を口腔から排除することは不可能と考えられてきました。複数のグルカン合成酵素と砂糖の働きで粘着性の不溶性グルカンができると、バイオフィルムが形成されます。このバイオフィルムは歯面に強固に付着していますので、排除することは容易ではありません。

しかし、カナダ、イギリスをはじめ多くの研究者が除菌研究に取り組んだ結果、ミュータンスレンサ球菌を口腔から排除することは「難しいが不可能ではない」と認識されるようになりました。ミュータンスレンサ球菌の除菌に関する論文はいくつかありますが、ここではミュータンスレンサ球菌の除菌方法について、英ロンドン大学が行った臨床試験の結果をお見せします（図1-11）[8]。

まず、対照群2グループ、実験群2グループに対して、前処理として歯面にクロルヘキシジン（CHX）を塗布します。その後、唾液中のミュータンスレンサ球菌（S.mutans）量の変化を120日間にわたり測定しました。

ミュータンスレンサ球菌に対する特異抗体を塗布した実験群2グループからは、120日後も、ミュータンスレンサ球菌は検出できませんでした。一方、特異抗体を塗布しなかった対照群2グループは、120日後にはもとの菌量に戻りました。

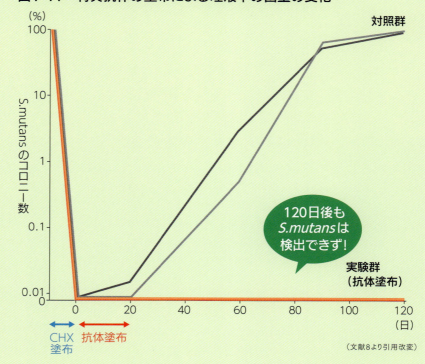

図1-11　特異抗体の塗布による唾液中の菌量の変化

（文献8より引用改変）

### 個人トレーによる除菌は可能か？

著者らはこの英国の臨床研究の追試を実施し、特異抗体を塗布しなくても、ミュータンスレンサ球菌を長期間、検出限界以下にできることを症例で示しました。

20名の成人被験者に対して、歯科医院でのPMTC後に0.2％クロルヘキシジン・ゲルを個人トレーを用いて5分間塗布。そして、同じ処置をもう1回行い、自宅では0.4％フッ化第一スズ・ゲルを1日2回、個人トレーを用いて5分間塗布するよう指示しました。その結果、12週後も唾液中のミュータンスレンサ球菌は低いレベルに抑えられました（図1-12）[9]。

この実験では、歯科医院での歯面清掃にくわえ、個人トレーによる薬剤・フッ化物の塗布により、ミュータンスレンサ球菌の増殖が抑えられたことが示されています。

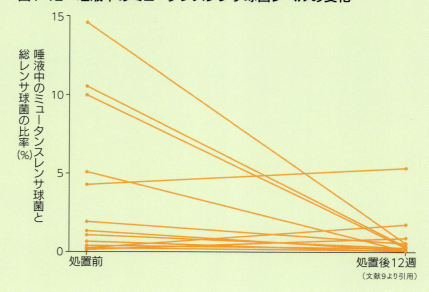

図1-12　唾液中のミュータンスレンサ球菌レベルの変化

（文献9より引用）

## 常在細菌による「天然のシーラント」

小窩裂溝は隣接面とならんでう蝕になりやすい部位です。永久歯の裂溝う蝕と乳臼歯のう蝕には関連があります。その理由を細菌学者のLoescheは、次のように説明しています[2]。

「永久歯う蝕の多くは、大臼歯の小窩裂溝の部位に発症する。臼歯萌出後、臼歯の小窩裂溝の奥にミュータンスレンサ球菌が定着したら、その歯がう蝕になることは避けられない。そこで、第一大臼歯が萌出する6歳前後まで、ミュータンスレンサ球菌の定着・感染が起こらないようにすることが大切となる」

そのためには、ミュータンスレンサ球菌の感染力を増加させる砂糖の摂取を制限することが求められます。6歳前後まで定着・感染が起きなければ、小窩裂溝には他の細菌が常在細菌として定着し、この部位をう蝕から守るはたらきをするようになります。これは「天然のシーラント」として機能するので、人工的なシーラントは不要となります（**図1-13**）。しかし、すでに乳歯う蝕があり、唾液中に大量のミュータンスレンサ球菌が検出される場合は、フッ化物を含むシーラント材で第一大臼歯の小窩裂溝を封鎖する必要があります。

乳歯の治療は、永久歯へのミュータンスレンサ球菌の感染を防止する視点で行うことが大切です。

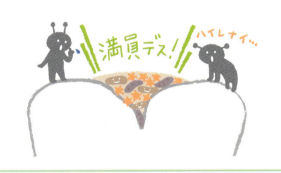

**図1-13 他の常在細菌による「天然のシーラント」**
他の常在細菌が小窩裂溝に定着すると、ミュータンスレンサ球菌は入り込めなくなる。

### ココがポイント！

#### 保護者にも砂糖摂取を控えてもらおう

保護者が砂糖の入った食品を摂取するときは、つい子どもにもあげてしまいがちです。また、保護者が砂糖を頻回に摂っていると、ミュータンスレンサ球菌が多糖体をまとった状態で口腔内に存在することになります。この状態の菌が子どもに伝播するのを防ぐためにも、「乳幼児と保護者がともに砂糖摂取を頻回に行っている」ことがないようにしなくてはいけません。

#### 仕上げ磨きの重要性を伝えよう

毎日の仕上げ磨きを保護者が欠かさず行っていれば、ミュータンスレンサ球菌の定着は防げます。ただ、子どもがおとなしくしていなかったり、保護者が忙しかったりで、仕上げ磨きを怠ってしまうこともあります。そうならないよう、仕上げ磨きの重要性を教えてあげましょう。また、歯科医院での歯面のクリーニングも、定着した菌を除去する効果があります。

## ミュータンスレンサ球菌特有の遺伝子「*gtf*」

ミュータンスレンサ球菌のなかで、人間に感染しているのはStreptococcus mutans（S. mutans）とStreptococcus sobrinus（S. sobrinus）の2菌種です。両者はそれぞれ遺伝子レベルで異なるグルカン合成酵素を有しています。この酵素はグルコシルトランスフェラーゼ（glucosyltransferase）といい、合成のカギとなる遺伝子を「*gtf*」と呼びます。

まず、S. mutansから説明しましょう。S. mutansには、染色体上に*gtfB*、*gtfC*、*gtfD*の3つの遺伝子が存在します[10]。アルファベット順に命名されているはずなのになぜ"*gtfA*"がないのかというと、昔、*gtf*遺伝子の研究をした人が間違って、グルカン合成酵素ではない別の遺伝子に*gtfA*という名前をつけて論文発表してしまったのです。研究の成り行き上仕方がないことですが、迷惑な話です。

さて、S. mutansの3つの遺伝子は、それぞれGtfB、GtfC、GtfDという3つの異なる酵素をつくります（*gtf*→Gtfと大文字になっていることに注目）。この3つの酵素は互いに協力して、粘着性で不溶性の特別なグルカンをつくるのです。なお、GtfBとGtfCは不溶性と水溶性の2種類のグルカンをつくるのに対し、GtfDは水溶性のグルカンだけをつくります。

### S. mutans

| 遺伝子 | 酵素 | 合成するグルカン |
|---|---|---|
| *gtfB* | GtfB | 不溶性グルカンと水溶性グルカン |
| *gtfC* | GtfC | 不溶性グルカンと水溶性グルカン |
| *gtfD* | GtfD | 水溶性グルカン |

### S. sobrinus

| 遺伝子 | 酵素 | 合成するグルカン |
|---|---|---|
| *gtfI* | GtfI | 不溶性グルカン |
| *gtfS* | GtfS | 水溶性グルカン（低分子） |
| *gtfT* | GtfT | 水溶性グルカン（高分子） |
| *gtfU* | GtfU | 水溶性グルカン（分岐鎖が多い） |

次にS. sobrinusです。この菌種は*gtfI*、*gtfS*、*gtfT*、*gtfU*の4つの遺伝子をもっています[7]。*gtfI*の"I"は、insoluble（不溶性の）に由来します。一方、*gtfS*の"S"はsoluble（可溶性の）に由来。*gtfT*と*gtfU*は、*gtfS*の次に発見されたので、アルファベット順に命名されています。

S. sobrinusの4つの遺伝子は、それぞれGtfI、GtfS、GtfT、GtfUの4つの異なる酵素をつくります。そしてS. mutansと同じように、S. sobrinusの4つの酵素は互いに協力して、粘着性で不溶性の特別なグルカンをつくります。GtfIは砂糖から不溶性グルカン（直鎖のα-1,3結合のグルコース重合体）をつくり、GtfS、GtfT、GtfUは水溶性グルカンをつくるのですが、GtfSは低分子、GtfTは高分子、GtfUは分岐鎖の多い水溶性グルカンをつくります。遺伝子の数が多いためかどうかは不明ですが、S. sobrinusはS. mutansよりも大量のバイオフィルムを歯面に形成します。

S. mutansとS. sobrinusが両方口腔内にある人は、バイオフィルム内で合計7種のグルカン合成酵素が機能していることになるので、密度の濃い複雑なグルカンがつくられます。ですから、S. mutansとS. sobrinusが両方口腔内にある人は、う蝕のハイリスク者と考えられます。

# STAGE 3 感染

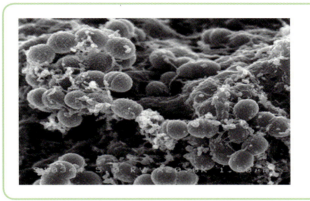

**図1-14　感染時のミュータンスレンサ球菌**
砂糖があると、ミュータンスレンサ球菌は普通のレンサ球菌と大きく異なり、大量のグルカンの中に埋もれているように見える。

## グルカン合成から歯面の脱灰へ

　ミュータンスレンサ球菌は、砂糖から酵素反応により不溶性グルカンを菌体外に生成します。複数のグルカン合成酵素（グルコシルトランスフェラーゼ）の酵素反応により、不溶性グルカンが菌体外にできると、歯の表面にミュータンスレンサ球菌が定着し、感染しやすくなります。

　不溶性グルカンはバイオフィルムとなって、唾液と歯面の間を遮断し、微生物代謝で生じた乳酸を不溶性グルカンの内側に閉じ込めます。すると、バイオフィルムが接する歯の表面のpHが低下し、歯面のエナメル質が脱灰、硬度が低下します。この状態がミュータンスレンサ球菌の感染です。このことから、う蝕はミュータンスレンサ球菌を主要な病原細菌とする「バイオフィルム感染症」といえます。

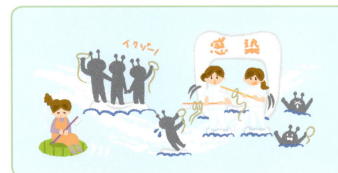

**図1-15　感染までの菌の歩み**
定着し増殖した菌は、感染へと歩みを進める。感染を防ぐには歯科衛生士の介入が必要となる。

## う蝕における「感染」の定義

定着と感染の境界は曖昧なのですが、学術的には、感染（infection）は次のように定義されます。

「微生物が生体に侵入して定着し、生体を増殖の場として活動をはじめ、生体に何らかの反応を引き起こしたとき感染が成立したという」[11]

「何らかの反応」とは多くの場合、血液中の特異抗体の形成を意味します。たとえば、HIVなら、血液中にエイズウイルスに対抗する抗体ができたときが感染です。しかし、「何らかの反応」ですので、必ずしも抗体でなくてもかまいません。う蝕の場合は、バイオフィルム直下のエナメル質の脱灰が「何らかの反応」、つまり感染に相当します。

小児においては、ミュータンスレンサ球菌の感染を抑制することが、う窩のない未来につながる近道だと考えられます。これからのう蝕の発症予防治療は、ミュータンスレンサ球菌の伝播・付着・定着・感染を防止するところからはじめる必要があります。

## バイオフィルムが再石灰化を阻害し、脱灰を引き起こす

歯のエナメル質は、カルシウムとリン酸から成るヒドロキシアパタイトの結晶からできています。一方、唾液はカルシウムイオン（$Ca^{2+}$）とリン酸水素イオン（$HPO_4^{2-}$）から成る過飽和溶液です。

歯のエナメル質と唾液が接触していれば、唾液から歯にカルシウムイオンやリン酸水素イオンが供給されるので、飲食により脱灰が起こっても、唾液により再石灰化が促されるため、う蝕は生じません（図1-16）。

しかし、ミュータンスレンサ球菌が感染し、歯面にバイオフィルムが形成されると、歯のエナメル質と唾液が接触できなくなります。くわえて、バイオフィルム内は細菌の糖代謝により有機酸が充満し、酸性のpHになります（図1-17）。この2つが、脱灰を進行させるのです。

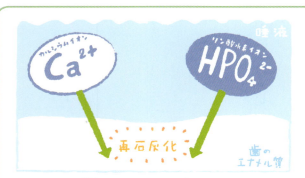

**図1-16　唾液による再石灰化**
唾液中のカルシウムイオン（$Ca^{2+}$）とリン酸水素イオン（$HPO_4^{2-}$）が歯のエナメル質に取り込まれ、再石灰化が起こる。この状態ならう蝕は生じない。

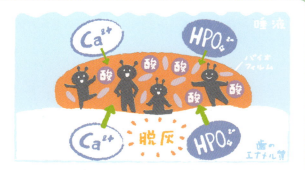

**図1-17　バイオフィルムの影響による脱灰**
バイオフィルム内で産生された酸により、カルシウムイオンとリン酸水素イオンが歯のエナメル質から溶け出す。唾液中のイオンも、少量だがバイオフィルム内に取り込まれる。

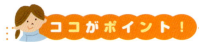

### 「二度染め」で残ったプラークを見逃さない

バイオフィルムが形成されたプラークは、ブラッシングだけでは容易に落ちません。ブラッシングして染色液を用いた後は、さらにブラッシングをしてもう一度染め出しをします。この「二度染め」で残っているプラークを見つけて、スケーリングやPMTCで除去しましょう。

## 「感染の窓」が開く時期

出生直後の新生児の口腔からは、母親の産道に生息する細菌が検出されますが、産道の細菌は口腔細菌ではないので、生後1週間以内に母乳や唾液で洗浄され消滅します。そして、代わりに *Streptococcus mitis*、*Streptococcus oralis*、*Streptococcus salivarius* の3菌種が口腔内の常在細菌として定着するようになります。乳児期の口腔ではこの3菌種が優勢な菌種であり、この段階でミュータンスレンサ球菌が定着することはありません。

やがて、乳臼歯が萌出しはじめると歯面にさまざまな微生物が登場するようになり、乳歯の萌出とともにミュータンスレンサ球菌が乳幼児の唾液から検出されるようになります。

ミュータンスレンサ球菌の感染は、生後19～31カ月（1年7カ月～2年7カ月）に集中するので、この時期を「感染の窓」と呼びます（**図1-18**）[12]。この時期を過ぎると新たな感染が起きにくくなり、次の感染時期は思春期以降になると考えられます。

感染源は主に保護者（多くは母親と父親）の唾液です。子どもが生まれてからこの時期を過ぎるまで、養育者の唾液中のミュータンスレンサ球菌量を減らし、子どもへの定着や感染を防止することが小児のう蝕予防のカギになります。

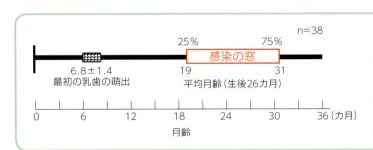

**図1-18 ミュータンスレンサ球菌の「感染の窓」**
ミュータンスレンサ球菌を保菌する乳幼児38名について、感染が認められる時期を分析したところ、その時期は生後19～31カ月に集中していた（平均は生後26カ月）。
（文献12から引用改変）

## 生後19～31カ月に感染が集中するのはなぜ？

では逆に、生後19～31カ月以外の時期（18カ月以前と32カ月以降）に感染が少ないのはなぜでしょうか。理由は3つあります。

1つ目は、第二乳臼歯の存在です。第二乳臼歯の萌出時期は、個人差はありますが、19～31カ月ころです。ミュータンスレンサ球菌は、粘膜には定着できず、歯の表面に定着します。ですから、幼児の歯でもっとも表面積が大きい第二乳臼歯の萌出時期に感染が集中するのです。

2つ目は、子どもの免疫力です。乳切歯が萌出する1歳前後は、乳児は母乳に含まれる抗体で口腔が守られているので、ミュータンスレンサ球菌が定着しにくいと考えられます。それに対し、生後19～31カ月は、離乳していて母親の抗体が口腔に存在せず、子ども自身の免疫力も未発達なので、ミュータンスレンサ球菌が定着しやすいのでしょう。

そして3つ目の理由は、子どもの行動様式にあります。31カ月を過ぎると自我が芽生え「イヤだイヤだ」という反抗期になります。そのため、養育者との距離が遠くなり、唾液感染する機会が少なくなるのです。それから思春期までは、他者からの唾液感染の機会がなくなります。

## COLUMN

### ミュータンスレンサ球菌の感染防止は可能か？

ミュータンスレンサ球菌は、唾液を介して日常的に乳幼児の口腔に伝播しています。ですが、伝播してもすぐに定着するわけではなく、「一時通過菌」として付着しているだけです。しかし、乳歯が萌出した後では、唾液を介して定着・感染することが明らかにされています。

乳歯う蝕では、ミュータンスレンサ球菌の子どもへの早期感染がう蝕発症の主要なリスクになることが示されています。ミュータンスレンサ球菌は、保護者（主に母親）から子どもへ唾液を介して伝播・感染することが明らかになっているため、保護者に対して専門的な口腔ケアを行うことが、子どもへの早期感染を防ぐ手立てとなります。

図1-19は、スウェーデンのイエテボリ大学で行われた、ミュータンスレンサ球菌の母子感染防止実験の結果です[13]。①子どもが3歳になるまで母親に歯のクリーニングなどの「う蝕予防プログラム」を受けてもらい、唾液中のミュータンスレンサ球菌の量を低下させた群（実験群）と、②母親に対して何もしない群（対照群）をつくり、子どもへのミュータンスレンサ球菌の伝播・定着の割合を比較しました。

う蝕予防プログラムの効果を調べるため、①の群は、子どもが7歳になるまで唾液中のミュータンスレンサ球菌の検査を続けました。その結果、母親がう蝕予防プログラムを受けていない②の群の子どもは、母親がう蝕予防プログラムを受診した①の群の子どもより、有意に高い割合でミュータンスレンサ球菌（95％対46％）が検出されました（$p < 0.01$）。

②の群の子どもでは、ミュータンスレンサ球菌の保菌者率は1歳で約20％、2歳で約50％、3歳で約70％。母親が専門的口腔ケアを受けている①の群の子どもは、1歳で0％、2歳で約10％、3歳で約30％の保菌者率でした。母親が専門的口腔ケアを受けていれば、4歳以降は保菌者数が増加していません。

母親に対してミュータンスレンサ球菌の唾液感染防止処置を行うと、単に子どもの保菌者数が減るだけでなく、う蝕有病者率とう蝕経験歯数も有意に減っています。乳歯が萌出するまでの間、母親の唾液中のミュータンスレンサ球菌を減少させることが臨床的な意義をもつことを、この臨床試験は示しています。

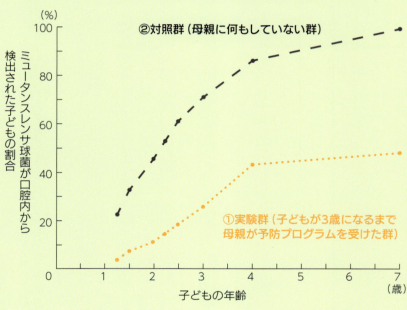

図1-19　ミュータンスレンサ球菌の母子感染防止実験

（文献13から引用改変）

また、鶴見大学歯学部の桃井保子教授のグループの研究では、中学生（12〜13歳）、高校生（15〜16歳）になってもミュータンスレンサ球菌が検出されない生徒が一定数存在することが明らかになりました[14]。

鶴見大学附属中学校の1年生262名のうち、Streptococcus mutansが検出限界（$10^3$ cells/mL）以下の者は25.6％（67名）。高校1年生334名のうち、Streptococcus mutansが検出限界以下の者は23.4％（78名）でした。12歳以上になると保菌者率の違いは見られませんでした。

スウェーデンのデータも日本のデータも、4歳以降は条件が整えばミュータンスレンサ球菌の保菌者数が増加しないことを示唆しています。このことから、幼児のミュータンスレンサ球菌保菌者率を低下させることが、その後のう蝕リスクを低下させる条件のひとつとなるといえます。

## 常在細菌叢が感染を防ぐ？

　ミュータンスレンサ球菌が伝播し、定着しても必ず感染・発症に結びつくわけではありません。伝播・定着・感染・発症のプロセスには、ミュータンスレンサ球菌を待ち受ける口腔細菌叢がかかわってきます。

　たとえば、腸内の場合、病原細菌（pathogen）が侵入しても、有用な腸内細菌叢が維持されている人には定着・感染・発症が起こらないと説明されています（**図1-20**）[15]。Aの人は有用な細菌叢をもっていないので、病原細菌が侵入すると定着して増殖し、やがて発症します。一方、Bの人には病原細菌に抵抗性をもつ菌がいるため、病原細菌が定着できません。他方、Cの人には有用な細菌叢が存在するので病原細菌が定着できません。

　これは口腔でも同じで、有用な口腔細菌叢が維持されている人は、ミュータンスレンサ球菌（＝病原細菌）に曝露されても定着・感染・発症に至らないと考えられます。

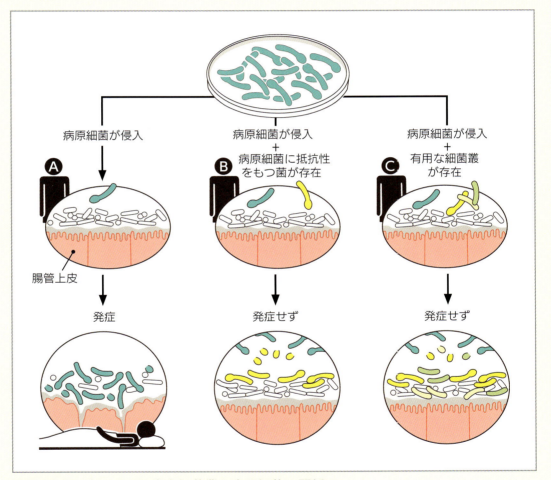

**図1-20　腸内における常在細菌叢と病原細菌の関係**
病原細菌に抵抗性をもつ細菌が常在化しているBの人と、有用な細菌叢がすでに構築されているCの人では、外来性の病原細菌は定着できない。一方、そのどちらでもないAの人は、病原細菌が侵入すると、定着して増殖し感染、やがて発症する。

（文献15より引用改変）

発展 ADVANCE

## 歯面の細菌叢に割り込むミュータンスレンサ球菌

では、歯面の常在細菌叢と病原細菌の関係を見てみましょう。歯面は硬組織なので、放置すると細菌が複雑にからみ合って蓄積します。

Kolenbranderらによる歯面細菌叢のイメージ図（図1-21）[4]で考えると、まず歯面（Tooth Surface）において、ある特定のたんぱく質（カルシウム結合たんぱく質）が歯のカルシウムに結合し、ペリクル（Pellicle）を形成します。すると、アドヘシン（Adhesin：細胞への付着を媒介する微生物由来の分子）をもつ細菌が初期定着菌群（Early Colonizers）として歯面に付着します。アドヘシンは、ペリクルを形成するたんぱく質の受容体（Receptor）に結合します。

次に、初期定着菌に対して、直接または間接的に紡錘菌（Fusobacterium nucleatum）が結合します。そして、その紡錘菌の菌体表面を受容体にして増殖する細菌群が、歯周病菌を主とする後期定着菌群（Late Colonizers）です。ブラッシングをすると、初期定着菌群の細菌は残るものの、後期定着菌群の細菌は減っていくと期待されます。

図1-21に示す歯面細菌叢のなかにはミュータンスレンサ球菌は含まれていません。ミュータンスレンサ球菌は受容体とアドヘシンの結合により定着するのではなく、砂糖からグルカンを合成して歯面の細菌叢のなかに割り込み、定着・感染する特殊な細菌です。

レンサ球菌は共通の性質として糖類から有機酸を産生しますので、口腔粘膜のpHを低下させ、その結果、中性からアルカリ性領域で増殖する多くの病原細菌の定着や感染を防ぎます。初期定着菌に属するレンサ球菌のなかにミュータンスレンサ球菌を排除する能力をもつ細菌が含まれていれば、ミュータンスレンサ球菌の定着や感染を抑えられる可能性があります。

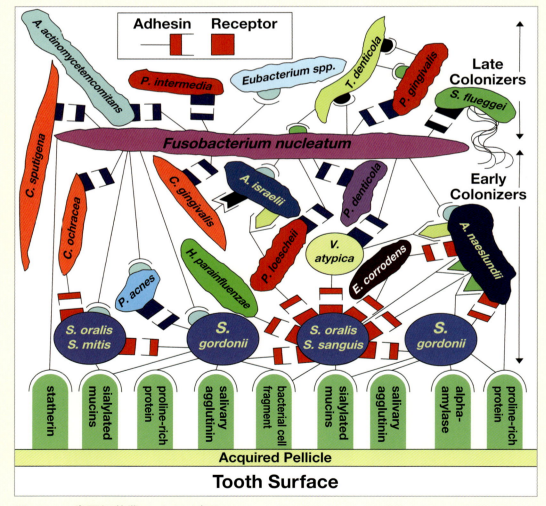

**図1-21　歯面細菌叢のイメージ図**
上図の細菌のなかには、ミュータンスレンサ球菌の代表的菌種のStreptococcus mutansとStreptococcus sobrinusは含まれていない。

（文献4より引用）

## STAGE 4 初期う蝕の発症

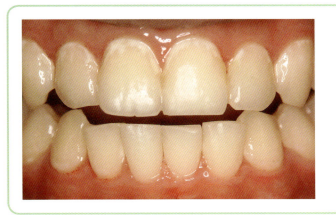

**図1-22 初期う蝕を発症した乳歯**
初期う蝕は、歯面清掃をして表面のバイオフィルムを除去し、さらに5秒間エアシリンジで乾燥させて評価する。写真のように湿潤状態で観察できる白斑は、かなり脱灰が進行している。
(写真提供：奥 猛志先生)

### 初期う蝕は可逆的

感染により歯面の脱灰が進むと、「感染」(infection)から「発症」(明白な感染＝overt infection)の段階に移行します。初期う蝕からう窩形成に至るまでのプロセスは、微生物の活動により歯の硬組織(エナメル質)が脱灰され、局所的に破壊されていく段階的な病理変化です。この病理変化の初期段階は「可逆的」、つまり元に戻すことが可能です。う窩が形成されるまで、エナメル質表層では微生物の活動による脱灰と、唾液の作用による再石灰化が繰り返されています。

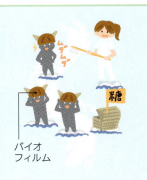

**図1-23 初期う蝕までの菌の歩み**
感染の段階にきたミュータンスレンサ球菌は、糖からバイオフィルムを形成。こうなるとブラッシングでは容易に落としきれなくなる。

### 再石灰化治療は歯科衛生士の領域

歯面の脱灰と再石灰化のメカニズムが解明されるまで、う蝕は一方的に破壊が進行していく疾患、つまり「治らない疾患」と考えられていました。そのため歯科医療の大部分は、レジンや金属による充填や補綴処置でした。

しかし、フッ化物を中心とした再石灰化研究の結果、初期のう蝕は脱灰と再石灰化が繰り返される「動的」なプロセスであり、早期診断・早期再石灰化治療で「治すことができる疾患」であることがわかってきました。う蝕の早期診断とPMTC、そしてフッ化物を組み合わせた再石灰化治療は、「歯科衛生士ができる治療」といえます。

う蝕の早期診断に基づく再石灰化治療の概念は、**図1-24**(p.28)のようになっています。早期診断とは、PMTCでバイオフィルムを除去して、エアシリンジで5秒間歯面を乾燥させて初めて見える白斑を、初期う蝕と診断する方法です。このような白斑を検出したら、定期的なPMTCとフッ化物塗布で再石灰化を図っていきます。

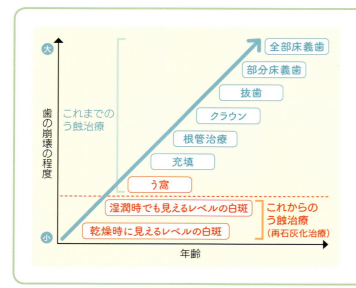

**図1-24 「これまで」のう蝕治療と「これから」のう蝕治療**
これからのう蝕治療には、う蝕の早期診断とPMTC、そしてフッ化物を組み合わせた再石灰化治療が求められる。

## ICDASとの関連性

う蝕の早期発見のための診断方法であるICDAS（International Caries Detection and Assessment System）は、う蝕が脱灰—再石灰化を繰り返す動的状態であることに着目し、歯面清掃でバイオフィルムを剥ぎ取った後、5秒間エアシリンジで乾燥させることを診断の前提にしています。

表1-1にICDASのう蝕コードの概要を示します。ICDASの「コード1」、つまり「歯面清掃後、5秒間のエア乾燥後にエナメル質の透明性に白濁の変化が見られる」状態が、「何らかの反応」＝感染に相当します（p.22）。ICDASの「コード1」は、肉眼で見える初めてのミュータンスレンサ球菌感染の徴候なのです。

一方、初期う蝕は「コード2」に相当し、「歯面清掃後、5秒間のエア乾燥をしなくても目視できるエナメル質の白濁」にあたります。

**表1-1　ICDASのう蝕コードの概要**

| | |
|---|---|
| コード0 | う蝕の徴候なし。歯面清掃後5秒間の持続的なエア乾燥後に、エナメル質の透明性に変化が「ない」か「疑わしい」。 |
| コード1 | 目視できる最初期のう蝕の徴候。歯面清掃後5秒間の持続的なエア乾燥後に、エナメル質の透明性に白濁の変化が「ある」。 |
| コード2 | エア乾燥前の湿潤状態で目視できる歯面の白濁。 |
| コード3 | エナメル質に限局したう窩。エナメル質の脱灰が進み、エナメル質表層の破壊がはじまる。 |
| コード4 | 象牙質の変色が健全エナメル質を透過して暗い陰影として認められる。 |
| コード5 | 著明なう窩で、窩底には象牙質を目視することが可能。 |
| コード6 | 窩底に象牙質が明瞭に観察される。少なくとも歯の半分の表面がう窩となり、象牙質が露出した状態。 |

### ココがポイント！

**「二度染め」を早期発見に活用する**

初期う蝕の治療には、早期発見が不可欠です。これは筆者の経験則ですが、染色液で「二度染め」をしても除去できていないプラークがある場合は、脱灰が進んでいると考えられます。

**フッ化物で再石灰化を促そう**

バイオフィルムが形成されると、唾液による再石灰化が阻害されるとともに、バイオフィルム内の酸により歯面の脱灰が進みます。脱灰を抑え、再石灰化を促すために、フッ化物を利用しましょう。

# STAGE 5　う窩の形成

## う蝕の「根本療法」とは

　う蝕を引き起こす根本の原因を除去せずに放置していると、やがてう窩を形成します。これまでの歯科医療では、う蝕治療のはじまりはう窩の修復治療でした。歯科医療はう窩形成後の「対症療法」だったのです。なぜ、対症療法しかなかったのでしょうか。その理由は、診断方法にあります。

　う窩がつくられる前のリスクの増大や、初期の病理的変化（エナメル質初期う蝕）を適切に診断できれば、リスク低減治療や再石灰化治療の技術を用いて、う窩を形成させない新しい予防治療法をはじめられます。これがう蝕の「根本療法」です。従来の切削と充塡による歯科治療は、う窩に対する対症療法ですから、私たちは対症療法を根本療法へと転換しなければなりません。

　う窩からはじめる修復治療を続けると、やがて修復物のある歯の周囲に再びう蝕ができます（二次う蝕）。二次う蝕を発症すると、う蝕はさらに重症化。いずれは抜髄、根尖病巣、抜歯から、最終的には総義歯に至る転帰（帰結）をたどります（**図1-24**）。

　これまでの日本人は、「歯の寿命がからだの寿命よりも短い」状態を続けてきました。う蝕の根本療法をとおして、これからは、「歯の寿命とからだの寿命のバランスが保たれた」社会を実現したいものです。

## COLUMN

### う窩の撲滅を目指す組織「ACFF」

　「世界からう窩を撲滅すべき」の理念のもとに、国際的な非営利組織Alliance for a Cavity Free Future（ACFF）が設立されています。ACFFは「2026年以降に誕生する子どもたちには、生涯をとおしてう窩をつくらせない」を地球規模での目標に設定しています。

　同団体は、英ロンドン大学キングスカレッジ（King's College London）を本拠とし、う蝕学（カリオロジー）の世界的リーダーであるNigel Pitts教授をGlobal Chairmanとしています。

　ACFFのポリシーは、地域ごとのう蝕の特性を正確かつ詳細に把握したうえで、関連するすべてのステークホルダー（利害関係者）の参加を促し、それぞれの地域が臨床的・経済的、さらには心理的にも受け入れやすい実現可能な施策を推進することです。

　これはすでに臨床う蝕学（クリニカル・カリオロジー）の大きな潮流になりつつあり、2016年現在、世界の26地域がACFFに参画しています。ヨーロッパ各国やアメリカ、カナダはもとより、アジアでは中国、タイ、インド、フィリピン、マレーシアが独自のchapter（支部）を開設

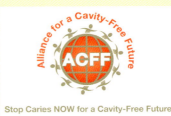

**図1-25　ACFFのロゴマーク**

して活動を開始しています。

　わが国でもACFF Japan Chapter（日本支部）を設立して、「2026年以降に誕生する子どもたちには、生涯をとおしてう窩をつくらせない」社会の仕組みづくりを完成させる必要があると考えます。

# 4. 一次・二次予防の主役は歯科衛生士

う蝕の一次予防と二次予防のためには、保健指導や早期のリスク発見が不可欠です。
そうした仕事を担う歯科衛生士の活躍の場は、今後ますます広がっていくと言えるでしょう。

## 歯科衛生士の介入のステージはたくさんある

本稿では、伝播・付着、定着、感染、発症、そしてう窩形成までのう蝕のステージを、ミュータンスレンサ球菌の特徴に焦点をあてて解説してきました。最後に、妊娠・出生からう窩形成までのステージと、それに対応する保健・医療活動を記します（図1-26）。

歯は乳歯を含めると48歯以上あります。1本の歯の治療が終了しても、う蝕を引き起こす環境が口腔内に残っていれば、次々に歯の病気が生まれます。終わりの見えない歯科治療がはじまるのです。

う窩形成までの自然史のはじまりは、これまで見てきたように、う蝕の主要な病原体であるミュータンスレンサ球菌の伝播・付着、定着、感染です。歯が萌出する前の乳児にはミュータンスレンサ球菌の保菌者はいませんが、歯が萌出した幼児の一部には、ミュータンスレンサ球菌の感染が見られます。

唾液検査により、ミュータンスレンサ球菌の感染の有無を知り、初期う蝕（脱灰）があればフッ化物で再石灰化治療をする。初期う蝕（脱灰）が進行してう窩ができたなら、MI（Minimum Intervention：最小限の侵襲）の理念に基づき、治療を行う。なぜう蝕になったのかという根本的な原因を突き止め、その原因を除去することが大切です。発症の原因に対処せず、いたずらに修復治療を繰り返す対症療法だけでは問題解決になりません。

しかし、現在の歯科医療の多くは対症療法です。言葉を変えると「一時しのぎ」の医療ということができます。う窩が形成されるまでの自然史を知り、生涯にわたってう窩を形成させない口腔内環境づくりを考え、患者にも改善への努力を求めてはいかがでしょうか。

う窩の形成を防ぐためには、各ステージにおける予防が必要です。妊娠・出生からミュータンスレンサ球菌の伝播・付着、定着、感染、発症、そしてう窩形成までのあいだには、歯科衛生士の活躍の場がたくさんあります。

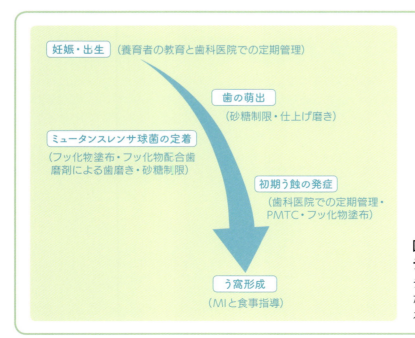

**図1-26**
**う窩形成までの自然史と対策**
う窩が形成されるまでの自然史を知り、生涯にわたってう窩を形成させない口腔内環境づくりを考える必要がある。

## 一次予防と二次予防を理想に

　予防医学のレベル（段階）は1〜3段階に分けられます（**図1-27**）。理想は「未病」の状態、つまり「組織や器官が病的な変化を起こす前（感受性期）に医学的な介入を行ない、病気を発症前期にまで進行させない」ことです。これを一次予防といい、市民への啓発活動、集団でのフッ化物洗口、フッ化物配合歯磨剤の普及などが、う蝕の一次予防の主な方法です。

　次に望まれるのが、「発症前期に早期発見して早期治療を行い、臨床的疾病期への進行を阻止する」二次予防です。早期発見は、リスクの発見と疾病の発見に分かれます。リスクの発見の例としては、ミュータンスレンサ球菌の唾液検査。疾病の発見の例としては、エナメル質初期う蝕の診断があたります。リスクの発見と疾病の発見はどちらも大切ですが、早期にリスクを発見して、リスクを減少させる医学的な予防介入を行い、臨床的疾病への進行を止めるのが二次予防の第一選択です。二次予防の帰結が治癒だとすると、エナメル質初期う蝕までが二次予防で、う窩は三次予防になります。

　う窩を発見して歯科材料で修復する歯科治療を、二次予防の範疇に入れる教科書も多く見られますが、厳密に言えば、う窩の保存修復治療の帰結は治癒ではなく後遺症です。後遺症は、三次予防に相当します。したがって、保存修復治療は咀嚼能力低下の防止に相当します。同様に歯科補綴処置は三次予防です。

　一次予防から三次予防まではどれも大切で、その価値を単純に比較することはできません。しかし近年、とりわけ歯科衛生士が担う一次予防、二次予防の発展への期待はますます高まっているといえます。

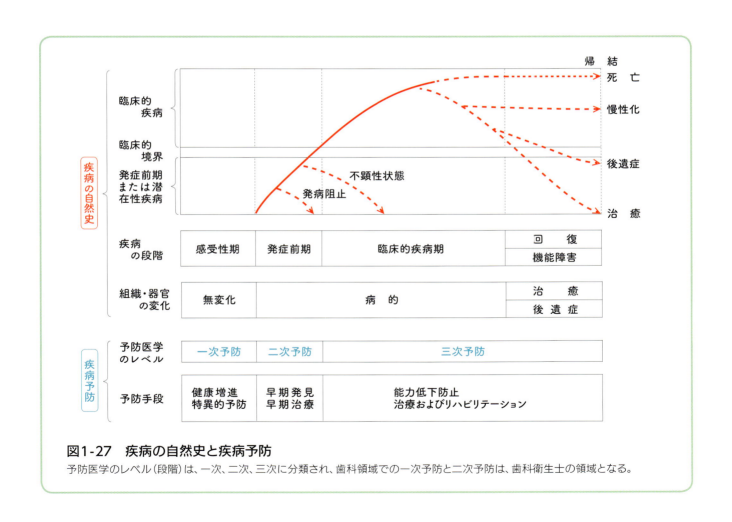

**図1-27　疾病の自然史と疾病予防**
予防医学のレベル（段階）は、一次、二次、三次に分類され、歯科領域での一次予防と二次予防は、歯科衛生士の領域となる。

## 発展 ADVANCE

### う蝕病原細菌に直接アプローチする「3DS」

歯磨きによるバイオフィルムの物理的な除去には限界がありますが、殺菌消毒剤を口に含んで除菌しようとすれば、有益または無害な常在細菌までやられてしまいます。そう考えると、病原細菌がたくさんいるところにだけ殺菌消毒剤による限定攻撃をしかけることができれば、他の常在細菌へのダメージは最小限に抑えつつ、病原細菌を非常に効率よく除菌できるはずです。

バイオフィルムをつくる病原細菌がたくさんいるところはどこかといえば、歯の表面です。病原細菌は歯の表面にくっついて増えていくことで歯の病気（う蝕と歯周病）をつくり、歯の周囲の血管から体内へと侵入していきます。ですから、バイオフィルムだけに殺菌消毒剤が届くようにすればよいわけです。

そうしたコンセプトで開発されたのが「デンタル・ドラッグ・デリバリー・システム」（Dental Drug Delivery System：3DS）です（図1-28）。患者さん一人ひとりの歯型に合わせてつくった3DS用トレーの内側に、フッ化物や殺菌消毒剤を塗って歯に5分間装着することで、歯面のう蝕病原細菌にアプローチします。

3DSのポイントは、歯型に合った個人専用のトレーを用いることにあります。トレーはシリコン製で、ゲル状の薬剤を使用する場合は、トレーの内側にそのまま塗ります。液状の薬剤を使うためのガーゼ付きトレーもあります。

5分間ほど装着すると、薬剤が歯の表面はもちろん歯肉溝にもしみわたっていくので、バイオフィルムをつくりだすう蝕病原細菌と歯周病原細菌の量は激減します。一方で、薬剤に触れていない頬や舌、歯肉などの軟組織にいる常在細菌には影響が及びません。

装着を終えたあと、一時的に無菌状態になった歯面には、ペリクルが形成され、初期定着菌であるレンサ球菌がやってきます。そのなかに病原細菌が混じっていることもありますが、歯にバイオフィルムを形成していた密度の高い病原細菌はすでに除去されているので、細菌叢全体に占める病原細菌の割合は3DSを続けるうちに減っていきます。

つまり、3DSを続けることで、病原細菌がほとんどいない健全な口腔細菌叢へと変化していくのです。3DSを毎日、朝晩2回くり返せば、病原細菌を多く含むう蝕や歯周病のバイオフィルムはできにくくなります。いまはう蝕や歯周病になっていなくても、予防策として利用できます。

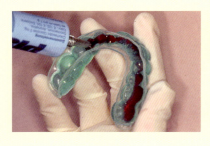 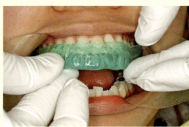

**図1-28 3DSのトレーと実施例**
薬剤を塗布した個人トレーを装着することで、浮遊細菌を攻撃せず、バイオフィルム細菌だけを狙い撃ちにする。

## 補講　う蝕と人類の歩み

有史以前、人類が狩猟民族だった時代は、う蝕は存在しませんでした。しかし、でんぷんを加熱調理するようになったころから成人う蝕がはじまり、砂糖の普及にともない、小児う蝕が見られるようになります。う蝕と人類の歩みを見ていきましょう。

### 狩猟の時代にう蝕はなかった

　日本列島が大陸と陸続きであった黎明期――わが国の住民は狩猟民族でした。大陸から日本列島に移住してきた彼らは「肉食の民」で、マンモスやナウマンゾウのような大型哺乳類を主食としていました。主要なエネルギー源が肉などのたんぱく質であったこの時代、う蝕は存在しませんでした。アザラシの肉を主食とするアラスカのイヌイットには、現代人の食生活が伝わる近年まで、う蝕はなかったとされています。

　日本列島には35万年前からナウマンゾウが住み着いていましたが、1万7千年前に絶滅しました。すると、日本列島の先住民は、主食をゾウの肉からドングリなどの炭水化物へ変えざるをえなくなりました。こうして縄文時代以降、主要なエネルギー源がでんぷんなどの糖質（炭水化物）になり、う蝕罹患がはじまっていくのです。

### でんぷんの加熱調理がう蝕をもたらした

　硬い米を、水と火で炊くと軟らかくなります。これは米の主要成分であるでんぷんが水と熱の作用で膨張し、粘性の強い糊になるためです。加熱前のでんぷんを「β-でんぷん」、加熱後のでんぷん（糊）を「α-でんぷん」と呼びます（図1-29）。

　加熱調理したでんぷんは、唾液に含まれる消化酵素のアミラーゼで容易に分解され、二糖類の麦芽糖（マルトース）になります。米をよく噛むと甘く感じるのはこのためです。麦芽糖はミュータンスレンサ球菌の細胞内に取り込まれ、乳酸などの有機酸を生じます。調理していないでんぷんは唾液中のアミラーゼに抵抗性を示すため、口腔内で麦芽糖は生じません。

　調理したでんぷん、調理していないでんぷん、そして砂糖における、う蝕誘発性の違いを示します（表1-2）。砂糖がもっとも高い値ですが、調理したでんぷんも砂糖に次ぐう蝕誘発性が認められます[16]。一方、調理していないでんぷんでは、う蝕は生じてもほんのわずかです。

### 古代のう蝕は成人の疾患

　縄文時代（中石器時代から新石器時代）のヒトの歯からもう蝕が観察されます（図1-30）。しかし、この時代のう蝕は成人に限定した疾患でした[17]。古代には乳歯う蝕はまったくなかったか、あっても非常にまれでした（図1-31）[17]。これは、縄文人のう蝕と、現代人の小児う蝕が異なる疾患であることを示しています。

図1-29　α-でんぷんとβ-でんぷん

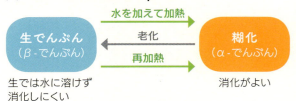

生では水に溶けず消化しにくい　　　　消化がよい

表1-2　食餌によるう蝕誘発性の比較[16]

| 食餌 | う蝕部位数 |
|---|---|
| 砂糖 | 7.5 |
| 調理したでんぷん | 3.1 |
| 調理していないでんぷん | 0.9 |

図1-30
縄文人（成人）の根面う蝕

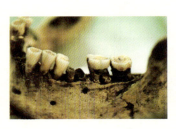

（国立科学博物館新宿分室にて許可を得て著者が撮影）

図1-31
縄文人の乳歯

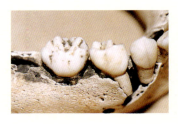

（国立科学博物館新宿分室にて許可を得て著者が撮影）

## 江戸時代の成人う蝕はでんぷんが原因

　縄文式あるいは弥生式土器の発明により、でんぷんの煮炊きが可能になり、成人う蝕が発症するようになったわけですが、これより時代を経るにつれて、う蝕が増加していきます(**図1-32**)。

　江戸時代にでんぷんによる成人う蝕がピークを迎え、その後の開国から、砂糖の輸入により小児う蝕が増えていきます。なお、古墳時代に古墳内に埋葬された王族(騎馬民族と思われる)は肉食と考えられ、例外的にう蝕があまり見られません[18]。

### 図1-32　古代から近現代までの1人平均う歯数の推移

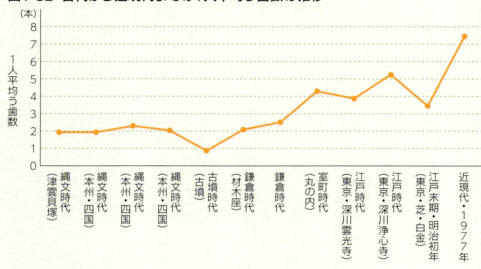

庶民の米食が普通となった江戸時代と、砂糖が普及した近現代(1997年)において、平均う歯数が急激に増加した。

(参考文献18より引用改変)

## 砂糖の普及によりう蝕が低年齢化

　先述のように、砂糖が普及するまではう蝕は成人の疾患でした。小児う蝕は、砂糖の大量消費とともにはじまります。砂糖が世界中に普及したのは、ヨーロッパ人がブラジルやカリブ海にサトウキビのプランテーション(大規模農園)をつくり、ロンドンに精製工場が建設された16世紀以降です。

　ですが、第一次世界大戦がはじまる大正のはじめ(1914年)まで、砂糖の大量消費は日本では起きていませんでした。わが国における砂糖の大量供給と消費は大正末期(1924年)以降のことです(**図1-33**)。1939～1945年の第二次世界大戦期は供給量が落ち込んでいますが、この時期以降、小児う蝕が都市部を中心に広がっていき、う蝕罹患者の低年齢化が進んでいきます。

### 図1-33　日本の砂糖供給量の推移(年1人あたり)

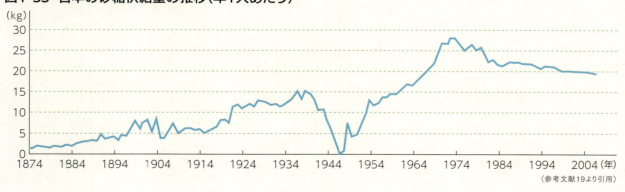

(参考文献19より引用)

## 食材の低分子化と口腔微生物の増殖

ミュータンスレンサ球菌をはじめとした、う蝕に関与する微生物がヒトの口腔内で増殖する理由は、人類史的に、人間が低分子の糖類（単糖類、二糖類）や糖質（でんぷん）を口にするようになったからだと考えられます。

ヒトがなぜ加熱調理をするかといえば、硬い食材を軟らかくすると、さらに味がよくなるからです。味蕾（みらい）は低分子物質しか感じません。おいしさを重視するヒトは、食材を加熱調理したり、微生物発酵させて高分子から低分子に変えているのです。

しかし、調理による食材の低分子化は、ヒトだけでなく口腔微生物にとっても好都合になります。口腔微生物は、低分子の栄養素を取り込み異常増殖します。とくに単糖類、二糖類やアミノ酸は微生物のエネルギー源となります。

たとえば、米や小麦に含まれるでんぷんは高分子の多糖類で、そのままでは口腔微生物の餌になりにくいです。しかし、水を加えてよく煮ると、唾液中のアミラーゼにより二糖類の麦芽糖に分解され、口腔微生物の餌になります。また、水を加えてよく煮た肉も動物細胞が破壊され、低分子のアミノ酸が多く含まれるようになるので、口腔微生物の餌になります。ミュータンスレンサ球菌も例外ではなく、麦芽糖とアミノ酸を積極的に取り込むポンプを菌体内に有しています。

ヒトがおいしい食べ物（低分子の栄養素）を摂取すると同時に、口腔微生物も栄養素を取り込み増殖、口の中は微生物だらけになります。これがヒトに歯磨きが必要になった理由だと思われます。

## う蝕は進化と文化の「ミスマッチ病」

では、食べ物の低分子化はいつ起こったのでしょう？起源を探ると、土器の発明にたどり着きます。土器が存在しなかった時代は、食材を火で焼くことしかできませんでした。

2万年前の氷河期にマンモスやナウマンゾウなどの大型動物が絶滅するなかで、木の実や樹の皮など、そのままでは硬く、まずい植物をおいしく摂取するために、人類は土器を発明したと考えられます。土器があれば、水を加えて煮炊きができます。むしろ土器を発明できた一部の民族だけが、氷河期を生き残ったと言うべきかもしれません。

やがて、土器の発明は農業の発達を促し、それとともに旧石器時代の狩猟生活には存在しなかった歯の病気（う蝕、歯周病、不正咬合）や糖尿病などの生活習慣病を発症させたのだと考えられます。

著名な人類学者であるハーバード大学のリーバーマン教授は、歯科疾患や生活習慣病は「ミスマッチ病」――すなわち、人類の身体的進化と急速に発展した文化のミスマッチが引き起こした病気だと述べています。

〈参考文献〉
1. Young DA, Nový BB, Zeller GG, Hale R, Hart TC, Truelove EL. The American Dental Association Caries Classification System for clinical practice: a report of the American Dental Association Council on Scientific Affairs. J Am Dent Assoc 2015；146：79-86.
2. Loesche WJ. Role of *Streptococcus mutans* in human dental decay. Microbiol Rev 1986；50：353-380.
3. Featherstone JD. The caries balance: contributing factors and early detection. J Calif Dent Assoc 2003；31：129-133.
4. Kolenbrander PE, Andersen RN, Blehert DS, Egland PG, Foster JS, Palmer RJ Jr. Communication among oral bacteria. Microbiol Mol Biol Rev 2002；66：486-505.
5. Ingemansson Hultquist A, Lingström P, Bågesund M. Risk factors for early colonization of mutans streptococci - a multiple logistic regression analysis in Swedish 1-year-olds. BMC Oral Health 2014；14：147.
6. Xu H, Hao W, Zhou Q, Wang W, Xia Z, Liu C, Chen X, Qin M, Chen F. Plaque bacterial microbiome diversity in children younger than 30 months with or without caries prior to eruption of second primary molars. PLoS One. 2014 Feb 28；9(2)：e89269. doi：10.1371/journal.pone.0089269. eCollection 2014.
7. Hanada N, Fukushima K, Nomura Y, Senpuku H, Hayakawa M, Mukasa H, Shiroza T, Abiko Y. Cloning and nucleotide sequence analysis of the *Streptococcus sobrinus* gtfU gene that produces a highly branched water-soluble glucan. Biochim Biophys Acta 2002；1570(1)：75-79.
8. Ma JK, Hikmat BY, Wycoff K, Vine ND, Chargelegue D, Yu L, Hein MB, Lehner T. Characterization of a recombinant plant monoclonal secretory antibody and preventive immunotherapy in humans. Nat Med 1998；4(5)：601-606.
9. Tamaki Y, Nomura Y, Takeuchi H, Ida H, Arakawa H, Tsurumoto A, Kumagai T, Hanada N. Study of the clinical usefulness of a dental drug system for selective reduction of mutans streptococci using a case series. J Oral Sci 2006；48(3)：111-116.
10. Hanada N, Kuramitsu HK. Isolation and characterization of the *Streptococcus mutans* gtfD gene, coding for primer-dependent soluble glucan synthesis. Infect Immun 1989；57：2079-2085.
11. 天児和暢, 南嶋洋一（編）. 戸田新細菌学（第31版）. 東京：南山堂, 1997.
12. Caufield PW, Cutter GR, Dasanayake AP. Initial acquisition of mutans streptococci by infants: evidence for a discrete window of infectivity. J Dent Res 1993；72：37-45.
13. Köhler B, Andréen I. Influence of caries-preventive measures in mothers on cariogenic bacteria and caries experience in their children. Arch Oral Biol 1994；39(10)：907-911.
14. 深谷芽吏, 野村義明, 桃井保子. 12～13歳と15～16歳の若年者における唾液中の *Streptococcus mutans* と *Streptococcus sobrinus* のPCRによる検出結果と齲蝕罹患率との関係. 日歯保存誌 2013；56：623-630.
15. Byrd AL, Segre JA. Infectious disease. Adapting Koch's postulates. Science 2016；351(6270)：224-226.
16. Hartles RL. Carbohydrate consumption and dental caries. Am J Clin Nutr 1967；20：152-156.
17. 井上直彦, 伊藤学而, 亀谷哲也. 西日本出土の弥生時代小児骨にみられた不正咬合と歯科疾患. 小児歯誌 1982；20：402-410.
18. 須賀昭一（編）. 図説齲蝕学. 東京：医歯薬出版, 1990.
19. 鬼頭 宏. 日本における甘味社会の成立：前近代の砂糖供給. 上智経済論集 2008；53：45-61.

## 2時限目

# 代用甘味料編
## Sugar substitutes

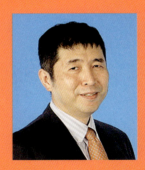

藤原 卓
長崎大学
医歯薬学総合研究科
小児歯科学分野 教授

# 1. スクロースって何だろう？

う蝕の原因となる糖の代表格、スクロース。
まずはその特徴を、甘味料の全体像とともにつかみましょう。

## 砂糖＝ショ糖＝スクロース

　砂糖、つまりスクロースはグルコース（ぶどう糖）とフルクトース（果糖）が一分子ずつ結合した二糖類で、ほとんどすべての植物に広く存在しています。甘蔗（サトウキビ）より精製することから「ショ（蔗）糖」と呼ばれ、ショ糖を主体とする工業製品を総称して「砂糖」と呼びます。

　砂糖は約60％が甘蔗から、約40％が甜菜（ビート、サトウダイコン）から作られ、ヤシやカエデなども原料となります。甘蔗は日本では沖縄や奄美のような熱帯・亜熱帯で栽培され、甜菜は日本では主に北海道で栽培されています。甜菜から作られた砂糖は甜菜糖とも呼ばれます。

　砂糖は製法によって、砂糖の結晶と蜜とを振り分けてつくった分蜜糖と、絞った汁を簡単に洗浄してつくる含蜜糖に分けられます。グラニュー糖や白砂糖などは分蜜糖で、ショ糖成分がほぼ99％であるのに対して、黒糖は含蜜糖で、ショ糖分は80％前後。残り約20％にはミネラルや水分が含まれています。

## スクロースは"甘味料の王様"

　摂取されたスクロースは、口腔・胃・十二指腸では消化されず、小腸粘膜上皮細胞の微絨毛で、スクラーゼという消化酵素の作用によりグルコースとフルクトースに分解され、からだに吸収されます。

　スクロースは、エネルギー源となるグルコースにすぐ変わること、比較的安価で食品として安全であること、熱しても甘さが変わらないこと、多量に用いると防腐作用があることなど、多くの長所を有しています。なかでも最大の長所は、何といっても「味が良い」ことで、甘味度こそフルクトースに及ばないものの、その深みのある甘さ、うまさはまさに"甘味料の王様"（King of Sugar）といえます。

　甘味料の甘味度の基準がスクロースであり、人工甘味料はいかにスクロースに味を近づけるかが開発の中心であることからも、スクロースの重要性がうかがえます。しかし、ただ唯一にして最大の欠点は、「う蝕の原因となる」ことです。

## 糖質系甘味料と非糖質系甘味料

　甘味料には大きく分けて、糖質由来の糖質系甘味料、糖質に由来しない非糖質系甘味料があります。糖質系甘味料には単糖類、二糖類、オリゴ糖類、糖アルコール類などがあり、非糖質系甘味料にはステビアのように天然に存在するもの（天然甘味料）と、スクラロースのように人工的に合成されたもの（人工甘味料）があります。

　スクロースの代わりに用いられる甘味料を「代用甘味料」といいます。「代用糖」という言葉もよく使われますが、スクラロースなどの非糖質系甘味料は糖に含まれないため、本稿では代用甘味料という言葉を用います。

## 炭水化物と糖

糖質系甘味料は糖質由来と述べましたが、糖質は炭水化物に含まれます。炭水化物とは、分子式 $Cm(H_2O)n$ で表される物質で、炭素（C）に水（$H_2O$）が結合しているように見えるため「炭水化物」と呼ばれます。炭水化物と、たんぱく質、脂肪は、身体に必須の成分として「三大栄養素」といわれています。「糖質」も炭水化物と同じ意味で使われることがありますが、栄養学的には、炭水化物のうち消化されにくい「食物繊維」を除いたものを糖質と称します。つまり、「糖質＝炭水化物－食物繊維」となります。

炭水化物は、構成単位を単糖とする有機化合物のひとつであり、「単糖」はこれ以上分解すると糖でなくなる最少の糖の単位です。糖は多価アルコールの最初の酸化生成物と生化学的に定義され、アルデヒド基（－CHO）またはケトン基（＞C=O）をひとつもっています。

単糖の代表的なものとしては、グルコース（ぶどう糖）、フルクトース（果糖）があります。単糖が2つ結合したものが「二糖」で、スクロース（ショ糖）、マルトース（麦芽糖）、ラクトース（乳糖）などがあります。

単糖が数個結合したものは「オリゴ糖」（少糖）、たくさんの単糖が結合したでんぷんやセルロースのようなものは「多糖」と呼ばれます。多くの多糖類は単糖類がグルコシド結合によって結合した巨大分子で、酸や酵素によって加水分解されると、多数の単糖類やオリゴ糖類を生成します。単糖類であるグルコースは、エネルギー源として最終的に細胞内に取り込まれるため、その供給源となる炭水化物は生物にとって不可欠です。

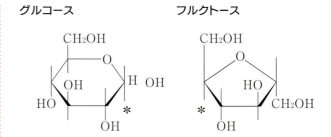
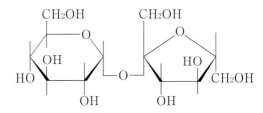

図2-1　グルコース、フルクトース、スクロースの構造

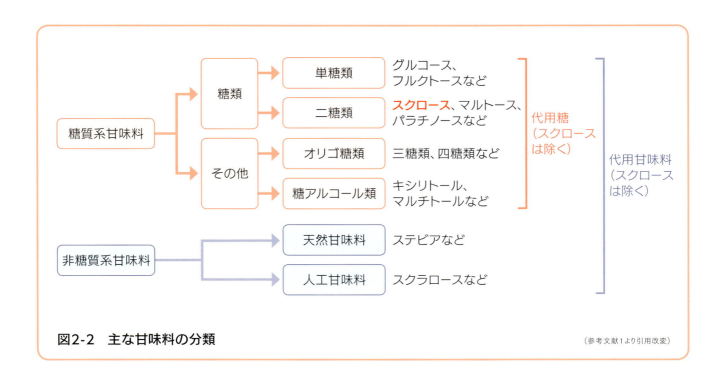

図2-2　主な甘味料の分類

（参考文献1より引用改変）

# 2. う蝕のしくみとスクロースのかかわり

**スクロース（砂糖）が摂取される**

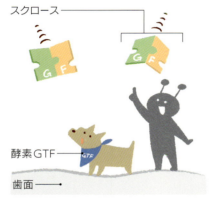

飲食により、スクロースが口腔内に取り込まれる。スクロースはグルコース（G）とフルクトース（F）が一分子ずつ結合したもの。

**２ スクロースがグルコースとフルクトースに分解される**

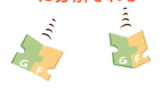

ミュータンスレンサ球菌の酵素GTFが、スクロースをグルコースとフルクトースに分解する。その一方で、菌はグルコースやフルクトースを代謝して酸をつくり出す。

**３ グルカンが形成される**

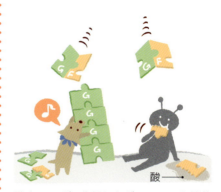

酵素GTFが、分解したグルコースを鎖状につなげていく。あまったフルクトースは、ミュータンスレンサ球菌や他の細菌のえさとなる。

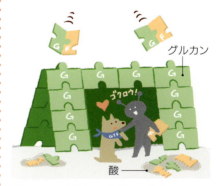

グルコースが長くつながると「グルカン」となり、ミュータンスレンサ球菌は歯面に強く付着する。グルカン中のグルコースは、菌の非常食としても機能する。菌の身を守り、非常食ともなるグルカンは、童話『ヘンゼルとグレーテル』の「お菓子の家」に似ている。

### １ ２ ３ スクロースを材料に酵素GTFがグルカンをつくる

ミュータンスレンサ球菌は、グルコシルトランスフェラーゼ（glucosyltransferase, GTF）という酵素を産生します。GTFはスクロースを基質（材料）として、スクロースをグルコースとフルクトースに加水分解し、得られたグルコースを鎖状につなげ、「グルカン」という特殊な多糖を形成します。

このグルカンは、水に溶けず、歯面に粘着性があるのが特徴で、これがプラークバイオフィルムの基礎になります。粘着性グルカンの歯面への付着は非常に強力で、歯面のバイオフィルムはうがい程度では取れず、除去にはブラッシングが必要不可欠です。

グルカンはグルコースが鎖状につながったものですが、不思議なことに、GTFはグルコースから直接グルカンをつくることはできず、スクロースからしかつくれません。

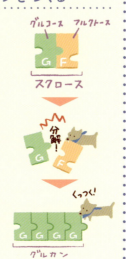

※多糖の命名法では、構成する糖の名前の末尾に"an"をつけることになっている。グルコースの場合は、glucose（グルコース）＋ an ＝ glucan（グルカン）となる。

代用甘味料によるう蝕予防を考える前に、スクロースと口腔細菌のかかわりを見てみましょう。
ジグソーパズルのピースにたとえて説明します。

### 4 バイオフィルムが形成される

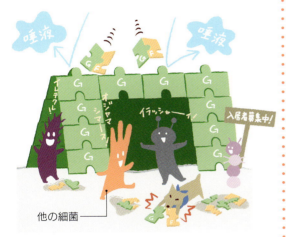

歯面に付着したミュータンスレンサ球菌のまわりに無数の細菌が集まり、バイオフィルムが形成される。バイオフィルムは唾液と唾液に含まれる抗菌物質の流入を防ぐ。

### 5 バイオフィルム内の細菌が糖を代謝し、酸を産生する

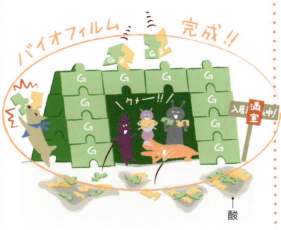

バイオフィルム内の細菌が糖を代謝し、酸を産生する。

### 6 う蝕を発症

ミュータンスレンサ球菌や他の菌が産生した酸により、歯面の脱灰が進み、う蝕となる。

#### 5 バイオフィルム内の細菌が糖を代謝し、酸を産生する

バイオフィルム内の細菌がスクロースを代謝し、乳酸などの有機酸を産生します。粘着性グルカンの形成にはスクロースのみが関与するものの、酸産生の過程では、スクロースだけでなく、グルコースやフルクトースなどの多くの糖が代謝され、有機酸を生じます。この有機酸が歯面の脱灰、ひいてはう蝕を引き起こします。このような酸産生の基質となる炭水化物は、「発酵性炭水化物」と総称されます。

　スクロースはミュータンスレンサ球菌による「粘着性グルカンの形成」と、口腔細菌による「酸産生」という2つの作用の基質となります。う蝕の発生には、このようにスクロースが深くかかわるため、スクロースを摂らないことがう蝕の抑制にもっとも効果的です。しかし、砂糖が貴重品だった時代ならいざ知らず、現代生活には甘味が浸透しているため、スクロースを摂らないというのは非常に困難です。そこで、スクロースの甘味を別の甘味料で置き換えるという「代用甘味料」の利用が考えられてきました。

# 3.代用甘味料のう蝕予防のしくみ

ある代用甘味料が「う蝕を予防する」と言ったとき、どういったはたらきをして予防するのかは、う蝕発症のしくみとかかわっています。

## 予防のカギとなる3つのはたらき

う蝕発症のしくみにおけるスクロースの役割は、「酵素GTFのグルカン形成の材料になる」「バイオフィルム内の細菌の酸産生の材料になる」の2点です。

これは、逆に考えれば、「❶グルカン形成の材料にならない」「❷細菌の酸産生の材料にならない」甘味料をスクロースの代わりに摂取するなら、理論的にはう蝕は発症しないことになります。そして、これらに「❸GTFのグルカン形成を阻害する」作用を加えたのが、代用甘味料によるう蝕予防の根底となる発想です（図2-3）。❶と❷は代用甘味料を単独で摂取した場合に、❸はスクロースといっしょに摂取した場合にかかわります。

すべての代用甘味料がこの3つをそなえているわけではなく、❶と❷のみのものもあれば、❶のみのものもあります（p.44 表2-1）。

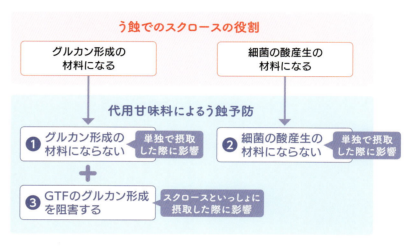

図2-3　代用甘味料によるう蝕予防の発想

## ❶グルカン形成の材料にならない

酵素GTFは、スクロースではない糖からは粘着性グルカンをつくれません。ですから、スクロースではない甘味料を利用することで、粘着性グルカンひいてはバイオフィルムの形成を予防できます。

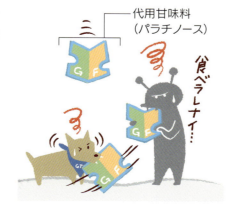

酵素GTFはスクロースではない甘味料（代用甘味料）を分解できないため、グルカンを形成できない。また、ミュータンスレンサ球菌も酸をつくれない。

## ❷細菌の酸産生の材料にならない

ミュータンスレンサ球菌はスクロースから酸を産生しますが、いったんバイオフィルムができるとその中の細菌がスクロース以外からも酸を産生します。代用甘味料には、こうした細菌の酸産生の材料にならない性質をもつものがあります。

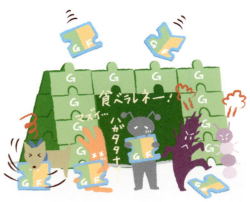

バイオフィルム内の細菌が代謝できない代用甘味料からは、酸は産生されない。

## ❸GTFのグルカン形成を阻害する

代用甘味料のなかには、ミュータンスレンサ球菌の酵素GTFのはたらきを阻害して、グルカン形成を阻害する効果があるものがあります。❶、❷と異なり、これはスクロースといっしょに摂取した際に起こる現象です。

では、「グルカン形成を阻害する」とはどういうことか、パラチノースを例に見てみましょう。スクロースが摂取されると、酵素GTFはスクロースをグルコースとフルクトースに分解し、得られたグルコースを鎖状につなげてグルカンを形成します。

このときパラチノースがいっしょに摂取されていると、GTFは誤ってパラチノースをグルコースの鎖につなげてしまいます。こうなるとそれ以上グルコースを添加できず、グルカンがつくれなくなります。その結果、ミュータンスレンサ球菌はバイオフィルムをつくれず、酸の産生も抑えられ、う蝕が抑制されます。代用甘味料の予防のしくみのうち、これがもっとも予防効果が高いといえます。

一部の代用甘味料は、酵素GTFの作業を混乱させて、グルカンを形成させないようにする。

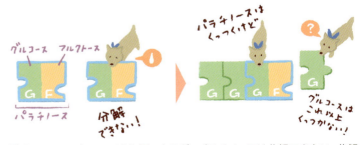

酵素GTFはスクロースは分解できるが、パラチノースは分解できない。分解できていないパラチノースをそのままグルコース（G）にくっつけてしまうと、それ以降グルコースをつなげられなくなり、グルカンがつくれなくなる。

### ココがポイント！
**どういう意味で「う蝕を予防する」かを知っておこう**

代用甘味料には、このように3つのう蝕予防効果があるのですが、この3つはよく混同されています。たとえば、❶の「グルカン形成の材料にならない」ことだけを取り上げて、「○○はむし歯を予防する」と言うこともあれば、❷の「細菌の酸産生の材料にならない」ことを取り上げて、「○○はむし歯予防に効果あり」と言うこともあります。

ある代用甘味料がう蝕予防に効果があると言われているとき、それが「グルカン形成の材料にならない」からなのか、「酸産生の材料にならない」からなのか、それともスクロースといっしょに摂取したときに「グルカン形成を阻害する」からなのかを知っておくと、一歩進んだ指導ができるでしょう。

# 4.代用甘味料の予防効果の違い

代用甘味料の種類によって、グルカン形成に影響するのか、酸産生に影響するのかは異なります。
それぞれの予防効果を知りましょう。

## 代用甘味料ごとに予防のしくみが異なる

先述のように、代用甘味料の予防効果は以下の3つに分類されます。
❶グルカン形成の材料にならない
❷細菌の酸産生の材料にならない
❸グルカン形成を阻害する

主な代用甘味料のう蝕予防効果を整理すると、表2-1のようになります（比較用にスクロースも含めています）。代用甘味料によっては、グルコースのように、スクロースといっしょに摂取すると酸産生を増悪させるものもあるので注意が必要です（p.46）。

表からわかるように、❶❷❸をすべて兼ね備えたものはパラチノースのみで、次に予防効果が見込めるのが❶と❸を満たすマルトースです。また、キシリトールなどの糖アルコール類、天然甘味料や人工甘味料などの非糖質系甘味料は、❶と❷は満たしますが、❸のグルカン形成の阻害効果はそれほどではありません。しかし、パラチノースやマルトースを利用した食品は非常に数が少なく、糖アルコール類や非糖質系甘味料には、下痢やアレルギーなどの副作用の危険性が報告されているものもあります（p.53）。

p.48の「甘味料データベース」の情報をはじめ、代用甘味料ごとの特性やメリット・可能性のあるデメリットをよく理解したうえで、お子さんや保護者が利用しやすいものを勧められるようになるといいでしょう。

### 表2-1 主な甘味料がミュータンスレンサ球菌のはたらきに及ぼす影響

|  | 名称 | ❶グルカン形成の材料になるか | ❷細菌の酸産生の材料になるか | ❸グルカン形成を阻害するか | う蝕予防効果から見た総合評価 | |
|---|---|---|---|---|---|---|
| 糖質系甘味料 | スクロース（二糖類） | なる | なる | 阻害しない | Worst!! | グルカン形成・酸産生の材料になる。グルカン形成の阻害効果はない。 |
| 糖質系甘味料 | オリゴ糖類 | なりうる | なる | 阻害しない | Bad! | 製造過程でスクロースが入ってしまっているため、う蝕予防効果は低い。 |
| 糖質系甘味料 | グルコース（単糖類） | ならない | なる | 阻害しない | Bad! | 細菌の酸産生の材料となるだけでなく、酸産生を活発化する作用がある。 |
| 糖質系甘味料 | フルクトース（単糖類） | ならない | なる | 阻害しない | Bad! | 酸産生の材料となる。 |
| 糖質系甘味料 | キシリトール（糖アルコール類） | ならない | ならない | 可能性あり | Bad! | 酸産生の材料となる。 |
| 糖質系甘味料 | マルチトール（糖アルコール類） | ならない | ならない | やや阻害する | Good | 酸産生の材料にならないが、グルカン形成の阻害効果はそれほどではない。 |
| 非糖質系甘味料 | 天然甘味料（ステビアなど） | ならない | ならない | 阻害しない | Good | 摂取量自体が微小なので、う蝕への影響は正負どちらの意味でも大きくない。 |
| 非糖質系甘味料 | 人工甘味料（スクラロースなど） | ならない | ならない | 阻害しない | Good | |
| 糖質系甘味料 | マルトース（二糖類） | ならない | なる | 阻害する | Better! | 酸産生の材料になるが、グルカン形成を阻害する。 |
| 糖質系甘味料 | パラチノース（二糖類） | ならない | ならない | 阻害する | Best!! | 酸産生の材料にならず、グルカン形成も阻害する。 |

## 発展 ADVANCE

### 代用甘味料のう蝕予防効果の評価実験

さきほど代用甘味料のう蝕予防効果について述べましたが、それはどのように評価されているかご存じでしょうか。食品がう蝕に与える影響は、試験管内（in vitro）での実験と、動物を用いた（in vivo）実験で評価されます。

まず、「う蝕抑制効果」について見てみましょう。スクロースを1％添加した培地にミュータンスレンサ球菌を植え、試験管を少し傾けた状態で培養します（図2-4）。すると、試験管の内面に粘着性のバイオフィルムが形成されますので、付着しているバイオフィルム量を測定し、付着率を計算します。この実験系に各種の甘味料を添加してバイオフィルム量が減少すれば、その甘味料は「う蝕抑制効果をもつ」可能性があるといえます。

一方、「酸産生能」は、糖液を含む培地で口腔細菌を培養して、pHの変化を測定します。グルコースをはじめ、多くの天然の糖は口腔細菌による酸産生の基質となるものの、一方で糖アルコールのように基質になりにくい糖もあります。

ある甘味料が「口腔細菌による酸産生の基質にならない」という実験結果だけを取り上げて、その甘味料には「う蝕抑制効果がある」といわれることがあります。試験管の中で酸が産生されず、動物実験においてその甘味料だけを食べさせているときにう蝕ができなければ、たしかにその甘味料には「う蝕原性はない」＝「う蝕誘発能がない」といえます。しかし砂糖がいたるところに存在する現代生活では、スクロースを完全に排除するのは困難です。ですから、スクロースによるう蝕を抑制する「抗う蝕」作用がなければ、代用甘味料によるう蝕の予防はできません。

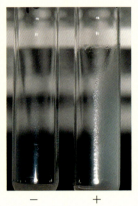

**図2-4 ミュータンスレンサ球菌によって試験管内に産生されたバイオフィルム**
スクロースが添加された試験管内（＋）には、ミュータンスレンサ球菌がガラス面にバイオフィルムを形成しているため、薄く濁って見える。

---

では次に、ラットを用いたin vivoの実験系を見てみましょう。離乳直後のラットの口腔内に大量のミュータンスレンサ球菌を植え付け、与える飼料に含まれる糖を変え、う蝕の発生率を観察しました。

まず、スクロースを56％含むう蝕誘発性飼料＃2000を与え約3カ月間飼育したラットは、う蝕が歯面上に顕著につくり出されました（図2-5）。一方、糖をすべて小麦粉で置き換えたり、ミュータンスレンサ球菌を植え付けなかったラットには、ほとんどう蝕はできませんでした[2,3]。

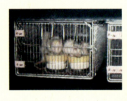
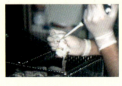
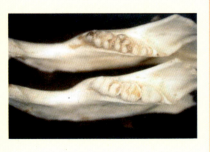

**図2-5 ラット実験のようす**
う蝕誘発性飼料でラットを約3カ月間飼育し、その後歯牙を観察したところ、う蝕の発生が認められた。

## 発展 ADVANCE

### マルトースとグルコースのう蝕への影響

さきほどのラットを用いた実験系で、56%のスクロースをいろいろな割合の各種代用糖に置き換えて、う蝕の発生具合を調べた結果が**図2-6**です[3]。スクロースが発生させるう蝕に対して、マルトースとグルコースの影響を調べています。

ラットは、飼料中に❶スクロースを28%加えた群、❷スクロースを28%とマルトースを28%加えた群、❸マルトースを28%加えた群、❹スクロースを28%とグルコースを28%加えた群、❺グルコースを28%加えた群、❻糖の代わりに小麦粉を与えた群の6つに分かれています。

まず糖単独のう蝕誘発能ですが、❶スクロース単独のう蝕スコアは53.4と高い値を示すのに対し、❸マルトースが11.9、❺グルコースが16.4と低く、この2つの糖のう蝕誘発能は低いといえます。

次に、スクロースと共存しているときのスコアを見ると、❷スクロース＋マルトースは43.8とスクロース単独よりも減少しているのに対して、❹スクロース＋グルコースは79.0で増加しています。この結果から、マルトースにはう蝕を抑制する効果がある一方、グルコースはう蝕を増悪してしまうことがわかります。❷スクロース＋マルトースのスコアが低いのは、マルトースが酵素GTFのグルカン形成を阻害した結果と考えられます。

ただし、この結果をもとに、「マルトースの入っている食品なら無条件でう蝕抑制効果がある」と考えてはいけません。実験ではマルトースにう蝕抑制効果があることが示されていますが、これはあくまでも純度の高い糖を使用した結果です。糖を高純度にするにはコストがかかるので、実際に使用される食品には製造過程で使われた他の糖類が含まれていることがあります。また甘味度や味の問題から、他の糖と混ぜて使われることも多く、それらがう蝕の発生要因としてはたらく可能性もあります。

こうした事情から、代用甘味料によるう蝕予防の効果は限定的で、それだけに頼ることは不可能であると思われます。糖の面からのアプローチでは、スクロース（砂糖）の摂取量・回数を控えることが、やはり第一選択肢となるでしょう。

**図2-6 代用甘味料のう蝕抑制効果についての動物実験**

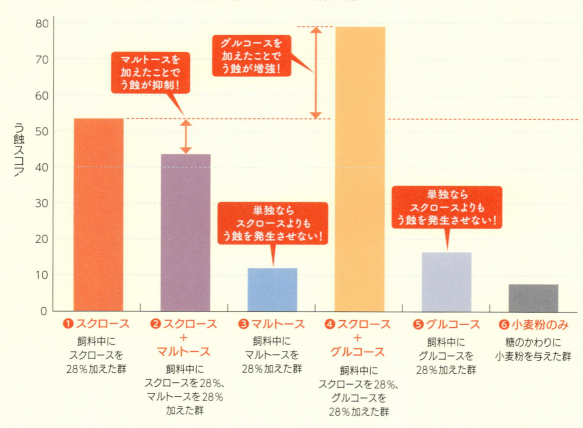

# 5. 代用甘味料をめぐる3つの誤解

これまでの話をふまえて、代用甘味料についての患者さんの誤解をどのように解くかを見ていきましょう。

## 誤解その1

「代用甘味料入りの飲食物を摂取していれば、う蝕にならない！」

→「代用甘味料のう蝕予防効果はそこまで大きくない」

テレビのCMなどで、「○○（代用甘味料の名称）でむし歯予防！」といったフレーズをよく耳にします。これを聞いて、「○○を摂取すればむし歯の心配はない」と思ってしまう患者さんもいるようですが、これは大きな間違いです。

たとえばキシリトールは、ミュータンスレンサ球菌のグルカン形成の材料にならず、酸産生の材料にもなりません。しかし、パラチノースに見られるようなグルカン形成の阻害効果はないので、全体として見ればう蝕予防効果はそこまで大きくありません。

キシリトールには、ミュータンスレンサ球菌の増殖を抑える抗菌作用や、再石灰化を促進する作用があるという報告があるものの、「キシリトール配合製品のう蝕抑制効果の研究は、全体的に信頼性に欠ける」という調査結果が、2015年にコクランライブラリーに掲載されています[4]。

コクランライブラリーはEBM（Evidence Based Medicine：科学的根拠に基づく医療）の分野において、もっとも権威あるデータベースとして、重要で信頼性の高い科学的根拠を提供しています。それによれば、これまでの研究論文を第三者の立場で総合的に評価したところ、ヒトを対象とした10の研究論文（総勢5,903人）のうち、7つには評価に大きなバイアス（偏り）が認められたそうです。

そうした評価を踏まえると、「ある特定の代用甘味料の摂取だけでう蝕が予防される」という印象を与えてしまうようなフレーズは、誤解のもとといえます。

## 誤解その2

「代用甘味料入りの飲食物を摂取していれば、スクロースを摂取してもう蝕にならない！」

→「代用甘味料はスクロースの摂取を帳消しにするわけではない」

これも同じく、「○○でむし歯予防！」という宣伝フレーズが引き起こす誤ったイメージです。パラチノースやマルトースのように、ミュータンスレンサ球菌のグルカン形成を阻害するような、高いう蝕抑制効果を有するものもありますが、それらの代用甘味料はスクロースの摂取を帳消しにするわけではありません。実際の製品に含まれる代用甘味料は、実験で使われたほど純粋ではなく、製造過程で他の糖類が含まれることも多いのです。

また、一般的にスクロース以外の糖は甘味度がスクロースより低く、人工甘味料は味に劣ることから、他の糖と混ぜて使われます。そういう意味でも、代用甘味料によるう蝕抑制効果は非常に限定的です。予防効果の高い代用甘味料をいくら摂取していようと、スクロースの摂取が多ければう蝕になるのは避けられないのです。

## 誤解その3

「う蝕予防のためには、代用甘味料を含む飲食物だけを与えるべき！」

→「スクロースをまったく摂取しない生活は現実的ではないし、人工甘味料には副作用の懸念があるものもある」

これは理論的には間違ってはいないのですが、そもそも砂糖が貴重品であった大昔ならともかく、現代ではスクロースを一切摂取しない生活はほぼ不可能です。スクロース、つまり砂糖は料理の味付けにも使われますし、食品以外のもの（薬用シロップや錠剤）にも含まれていることがあります。

食品の成分表示につねに目を光らせ、外食は絶対しないで、すべての料理に砂糖を使わないよう細心の注意を払う……ということでしたら可能かもしれませんが、やはり現実的ではないでしょう。

くわえて、人工甘味料には副作用の懸念があるものもあります。キシリトールなどの糖アルコールは多量に摂取するとお腹を緩くしますし、一部の非糖質系甘味料には、アレルギーなどが報告されています（p.53）。

また、子どもの健全な成長には、必要なカロリーを摂取することも大切です。代用甘味料（とくに非糖質系甘味料）はカロリーが低いという特徴がありますが、小児の場合は、それがその子の成長にとって良いことなのか、総合的に考えなくてはなりません。

# 6. 甘味料データベース

よく使われる甘味料の特徴を、う蝕への影響のほか、甘味度や注意点とともにまとめました。

## 糖質系甘味料

### 単糖類
糖は炭水化物の構成成分であり、基本的には炭素、水素、酸素で構成されている。
これ以上分解すると糖でなくなる最少の単位を「単糖」と呼ぶ。

#### グルコース Glc
- 天然ではぶどうの汁に存在するため「ぶどう糖」とも呼ばれる。でんぷんやグリコーゲンの構成要素。
- スクロースより甘みが少ない（スクロースの約70％）ため単体で甘味料として使われることはないが、コーンシロップの成分として使用される。
- ヒト、細菌問わず多くの生物のエネルギー源。細菌のほとんどはグルコースを代謝して酸を産生する。
- ミュータンスレンサ球菌を含む細菌の酸産生を増強する作用がある。

#### フルクトース Fru
- 「果糖」ともいい、果実やハチミツに多く存在する。
- 天然の糖分としては非常に甘味度が高い（スクロースの約170％）ため、相対的に使用量を減らすことができ、ローカロリードリンクによく使用される。
- フルクトースの甘さは温度によって大きく左右される。高温だと甘さが低下し、低温だと増す。果物を冷やすと甘く感じるのはこのため。
- 近年、フルクトースはインスリン抵抗性を助長し、肥満・動脈硬化を促進することが報告されており[5]、過剰摂取には注意が必要。

#### コーンシロップ（異性化液糖）
- トウモロコシのでんぷんを加水分解すると、主としてグルコースからなる糖液ができる。これをさらにグルコースイソメラーゼという酵素で処理し、グルコースの一部をフルクトースに変換する。この反応を「異性化」とよび、これを利用して作られた糖を「異性化糖」、その混合糖液を「異性化液糖」、通称「コーンシロップ」と呼ぶ。
- 工業的に安価に生産でき、低温下で甘味度が増す特性から、清涼飲料や冷菓などによく使われる。果糖により果物（とくに柑橘系）の香りを引き立てる効果もあるため、果物の缶詰や飲料にも使用される。
- フルクトースの含有量によって名称が変わる。フルクトースの割合が高い場合は「果糖ぶどう糖液糖」、グルコースの割合が高い場合は「ぶどう糖果糖液糖」と呼ばれる。フルクトースの含有量が多いほど甘くなる。
- キューバ革命（1959年）により砂糖輸入が困難になった時代に、米国で広く用いられるようになった。
- グルコースが含まれているため、ミュータンスレンサ球菌を含む細菌の酸産生を増強する可能性がある。

### 二糖類
単糖が2つ結合したものが「二糖」。
結合する単糖の種類や、結合のしかたが異なる。

#### スクロース
- グルコースとフルクトースが1分子ずつ結合した二糖で、ほとんどすべての植物に存在している。
- 化学物質として扱う場合には「ショ糖」といい、ショ糖を主体とする工業製品を総称して「砂糖」と呼ぶ。工業的に甘蔗（サトウキビの和名）より精製することから「ショ（蔗）糖」という。
- 単純な甘味度こそフルクトースに及ばないものの、深みのある甘さがある。

#### マルトース
- グルコースが2分子結合した二糖で、でんぷんを麦芽によって加水分解して作られるため「麦芽糖」とも呼ばれる。
- あまり甘くない（スクロースの約32％）ので飲料の甘味料として使われることは多くない。水飴として利用されている。
- 純粋なマルトースや、その結合様式が異なるイソマルトース、もうひとつグルコースが結合したパノースには、グルカン形成を阻害する作用があり[6]、これらを多く含む「グルコシルオリゴ糖」には、動物実験でう蝕抑制機能が認められている[3]。

＜マルトースを含む製品の例＞

「麦芽糖みずあめ」
（ソントン）

| | |
|---|---|
| トレハロース<br /> | ●グルコースが2分子結合した二糖で、きのこ類や海藻、酵母などに含まれる。<br>●スクロースの約45％の甘さで、甘味料として使われる。<br>●細胞やたんぱく質を凍結や乾燥によるストレスから保護する作用がある。その高い保水力を活かして、凍結や乾燥から守り、品質保持効果を保つためにパンやケーキなど多くの食品に使われる。<br>●化粧品の保湿成分や臓器移植時の臓器保護液などにも用いられる。 |
| ラクトース<br /> | ●ガラクトースという単糖とグルコースが1分子ずつ結合した糖で、哺乳類の乳汁に含まれているため「乳糖」とも呼ばれる。<br>●ラクトースは、腸でβ-ガラクトシダーゼという酵素によって加水分解されるが、この酵素が欠乏すると、「乳糖不耐症」という牛乳を飲むと下痢をするなどの症状が現れる。<br>●甘味料として使用されてはいないが、ヒトの母乳に約7％含まれていて、歯科的には「哺乳(瓶)う蝕」の原因になるという説がある。ラクトースから多くの口腔細菌が酸を産生するものの、われわれの研究では、ラクトース単独でう蝕が発生することはないと考えられる[7]。 |
| パラチノース®<br /> | ●天然にはハチミツにわずかに含まれる糖質。スクロースと同じようにグルコースとフルクトースが1分子ずつ結合した二糖だが、スクロースとは結合する様式が異なるため「スクロース異性体」と呼ばれる。<br>●「パラチノース」は三井製糖の登録商標。物質名は「イソマルツロース」という。<br>●甘味度はスクロースの約42％。<br>●小腸でイソマルターゼによってグルコースとフルクトースに分解され吸収される。消化吸収速度がスクロースの5分の1程度であるので、血糖の上昇が穏やか。そのため、糖尿病患者用の食事にスクロースの代わりに用いられるなど、医療・健康分野の食品に広く用いられている。<br>●パラチノースはスクロースと結合様式が異なるため、口腔細菌に分解されず**酸産生の基質になりにくいだけでなく、ミュータンスレンサ球菌の酵素GTFによるグルカン形成を阻害する作用ももつ**。 | ●この阻害のメカニズムにおいて、GTFはパラチノースが存在しているとパラチノースにグルコース残基を添加しようとするが、オリゴ糖レベルまでしか産生できない。その結果として多糖がつくられず、粘着性グルカンの形成が阻害される（p.43）。パラチノースは動物実験においても、う蝕抑制作用を示している[8]。 |

<パラチノースを含む製品>

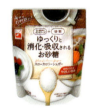
スローカロリーシュガー（三井製糖）

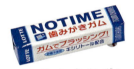
ロッテ ノータイムガム（ロッテ）

## COLUMN

### 糖類のほとんどはスクロースより甘くない

甘味料の甘さの程度（甘味度）はスクロースを基準として相対的に表されます（**表2-2**）。

天然由来の糖でもっとも甘いのはフルクトースで、スクロースの1.2～1.5倍の甘さを示します。数値が一定でないのは、フルクトースの甘さは温度が低いほど強くなる性質があるからです。注目すべきは、フルクトース以外の糖類のほとんどが、スクロースより甘味度が低いということです。

ちなみに、現在ギネスブックに載っているもっとも甘い物質はラグドゥネーム（lugduname）という合成甘味料で、スクロースの22万～30万倍（！）甘いとされています。

### 表2-2 各種甘味料のスクロースに対する相対甘味度

| 種類 | 甘味料 | 相対甘味度 |
|---|---|---|
| 単糖類 | グルコース | 0.7 |
| | フルクトース | 1.2-1.5 |
| | ぶどう糖果糖液糖 | 1.1-1.2 |
| 二糖類 | スクロース | 1 |
| | トレハロース | 0.42 |
| | パラチノース | 0.42 |
| オリゴ糖類 | カップリングシュガー | 0.5 |
| | パノースオリゴ糖 | 0.5 |
| | イソマルトオリゴ糖 | 0.4 |

| 種類 | 甘味料 | 相対甘味度 |
|---|---|---|
| 糖アルコール類 | エリスリトール | 0.8 |
| | キシリトール | 1 |
| | ソルビトール | 0.54 |
| | マンニトール | 0.57 |
| | パラチニット | 0.45 |
| | マルチトール | 0.7-0.9 |
| 天然甘味料 | ステビオシド | 300 |
| 人工甘味料 | サッカリン | 400-500 |
| | アセスルファムK | 200 |
| | アスパルテーム | 100-200 |
| | スクラロース | 600 |

（文献9より引用改変）

# その他の糖類

オリゴ糖類と糖アルコール、多糖類があるが、このうち代用甘味料として使われるのはオリゴ糖類と糖アルコールのみ。

## オリゴ糖類

- 単糖が数個結合したものをオリゴ糖（少糖）と呼ぶ（オリゴはギリシャ語で「少ない」の意）。
- 単純にいうと、フラクトオリゴ糖はスクロースにフルクトースが1〜数個結びついたもので、ガラクトオリゴ糖はラクトースにガラクトースが1〜数個結びついたもの。
- 製造原料にスクロースが含まれているので、**ほとんどのオリゴ糖にはう蝕予防効果はない**と考えられる。フラクトオリゴ糖にう蝕の抑制効果があるという報告もあったが、製品には製造原料としてスクロースが含まれているので、実際のう蝕抑制効果はないと考えられる。
- 一方、グルコシルオリゴ糖には動物実験でう蝕抑制能が認められている[3]。

## 糖アルコール

- グルコースやフルクトースなどを還元して水素を2つ添加したもので、化学的命名法によって末尾に「〜トール」とつくのが特徴。
- 天然にも存在するが、ふつうは工業的に酵素反応などによって生産される。
- 消化吸収されにくく、スクロースなどと比べ血糖値の上昇が小さいため、糖尿病患者向けの食品などに利用されている。
- **酸産生の基質にならないためう蝕誘発能はないが、う蝕を抑制する作用まではないと考えられる。**

### ソルビトール

- グルコースを還元してつくられる。
- 化学的に安定で、保湿性や保香性があることから、食品の品質改良の目的で広く利用されている。
- 医療分野では歯磨剤や含嗽剤にも用いられる。

### マルチトール

- マルトースを還元してつくられる。「還元麦芽糖」とも呼ばれる。
- 耐熱性に優れ、甘味度が高めで（スクロースの80〜90％）、甘さの質もスクロースに近い。還元水飴の主成分。
- ミュータンスレンサ球菌の酸産生の基質にならず、グルカン形成を阻害する。スクロースによるう蝕を抑制する効果が動物実験で示されている[10]。

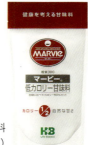

＜マルチトールを含む製品の例＞
マービー低カロリー甘味料
（H+Bライフサイエンス）

### キシリトール

- シラカバの木に含まれるキシランという多糖を構成する「キシロース」を還元してつくられる。
- さわやかでくどさのない甘みが特徴。甘味度もスクロースとほぼ同等の80％以上あって使いやすい。
- 日本では1997年にキシリトールを配合したガムが初めて発売されて以降、キシリトールの一般への認知度は飛躍的に高まった。
- キシリトールは溶解する際、熱を吸収する性質があり、摂取すると冷涼感や爽快感がある。キシリトール配合のキャンデーなどに清涼感があるのはこのため。
- インスリンと無関係に代謝され、血糖値を上げないため、古くから糖尿病患者の食事などに使用されてきた。
- アメリカ小児歯科学会（AAPD）は、キシリトールにはミュータンスレンサ球菌を減少させたり、小児のう蝕を減少させたりする明確なエビデンスがないこと、臨床試験が多量・頻回投与といった現実的ではない状況で行われていたこと、今後の更なる研究が必要であることを指摘している[11]。

## 糖アルコールの副作用

**大腸に達するとその浸透圧を高めて水の吸収を阻害するため、緩下作用（下痢）を引き起こす。** これは糖アルコールの最大の欠点で、とくに小児に糖アルコールの使用を勧める際は慎重を要する。実際、便秘治療薬として利用されている糖アルコール（ラクチトール）もある。

表2-3　主な糖アルコールとその特徴

| 糖アルコール | 原料糖 | 特徴 |
| --- | --- | --- |
| ソルビトール | グルコース | 湿潤調節作用があるので、歯磨剤や化粧品などに用いられる。 |
| マルチトール | マルトース | 耐熱性に優れ、味が良い。還元水飴の主成分。抗う蝕作用がある。 |
| キシリトール | キシロース | 溶解時に清涼感。甘みがスクロースとほぼ変わらない。 |
| エリスリトール | グルコース | ステビア、アスパルテームなどと併用すると、スクロースに近い甘みになる。 |
| マンニトール | マンノース | 浸透圧調製剤や利尿剤として使用される。 |
| ラクチトール | ラクトース | 甘味料以外に便秘治療薬（製品名「Importal」）としても用いられる。 |
| パラチニット | パラチノース | 耐熱性に優れ、焼き菓子などに用いられる。 |

（文献12より引用改変）

# 非糖質系甘味料

- 非糖質系甘味料は天然甘味料と人工甘味料に分けられる。多くはスクロースに比べて数百倍の甘味度をもつので、使用される量が糖類に比べると桁違いに少ない。そのため、う蝕への影響は正負どちらの意味でも大きくない。
- わずかに苦みがあったり、甘さがいつまでも残ったり、後味が悪かったりという欠点があるものもあるので、単独で用いられることは少なく、複数組み合わせたり、スクロースに添加して全体のカロリーを抑えた甘味料として用いられる。

## 天然甘味料

植物の葉や果実などに含まれる甘味成分を抽出した甘味料。ステビアのほか、漢方薬に使われる甘草（グリチルリチン）、羅漢果（ラカンカ）などがある。

### ステビア

- 南米原産の多年生キク科植物Stevia rebaudianaの葉に含まれる甘味成分を抽出してつくられる。原産国の1つであるパラグアイでは、先住民がマテ茶の甘味づけに使用してきた。
- 一般薬理試験、亜慢性毒性試験、慢性毒性試験、発がん性試験で問題になるような結果は出ていない。
- 飲料では「ポカリスエット ステビア」（大塚製薬、販売終了）、「コカ・コーラ ライフ」（日本コカ・コーラ、販売終了）が有名。

### ラカンカ

- 中国原産のウリ科植物「羅漢果」から抽出された成分。
- フルクトースを約14％含んでいるとともに、スクロースの約300倍の甘味を示すモグロシド（Mogroside）が約1％含まれる。特有の強い甘みをもつモグロシドは、ヒトがエネルギー源として利用できないため、他の植物性の甘味配糖体と同様に、自然派の甘味料として利用されている。

＜ラカンカを含む製品の例＞

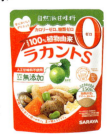

ラカントS 顆粒
（サラヤ）

## COLUMN

### 糖をエネルギーに変換するしくみ

糖を燃やすと二酸化炭素と水になるため、いずれの糖もカロリーを有しているといえます。しかしヒトが最終的にエネルギー源として利用できるのはグルコースなので、それ以外の炭水化物（糖）は、消化されてグルコースに変換されなければ小腸から吸収されず、栄養とはなりません。

一方、草食動物は消化管内にセルロース（植物に多く含まれる成分）を分解する細菌が棲息しているので、植物をエネルギー源として利用できます（例外的に、海苔など海藻類のセルロースを分解する細菌が、日本人の腸管にのみ存在しているといわれています）。

キシリトールやその材料のキシロースは、ヒトの体内に消化酵素が存在しないため、腸から吸収されません。摂取するとお腹が緩くなる人がいるのはそのためです。

## 人工甘味料

人工甘味料のなかには熱に弱く、分解されると甘みがなくなるものもある。また、からだへの安全性について懸念があるものもある。

### サッカリン

- 1878年に世界で初めて発見されたもっとも古い人工甘味料で、スクロースの約300〜400倍の甘さをもつ。
- 発がん性が問題となり使用が禁止されたこともあったが、現在では「ヒトに対して発がん性があるとは分類できない」とされている。

<サッカリンを含む製品の例>

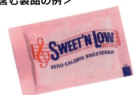

スイートンロー
（カンバーランドパッキングコーポレイション）

### アスパルテーム

- アミノ酸であるアスパラギン酸とフェニルアラニンを縮合させてつくられたアミノ酸系甘味料。米国で発見され日本の食品メーカーが実用化した。
- アミノ酸から構成されているため、たんぱく質と同様に消化吸収される。
- 酸性条件では分解されやすく、甘みがなくなってしまう。
- アセスルファムKと組み合わせて使用すると甘みの感じ方がスクロースに近くなるので、多くのドリンク類でいっしょに用いられている。
- 脳障害をはじめとする健康被害との関連性が指摘されたこともあったが、現在では否定されその安全性が示されている。
- フェニルケトン尿症の場合はフェニルアラニンの摂取量を制限する必要があるため、アスパルテームを避けるよう助言されることがある。
- アスパルテームを主に用いている製品に、低カロリー甘味料の「パルスイート®」（味の素）や、「Equal」（Equal）などがある。Equalは米国で流通しており、Amazonなどで購入できる。

- アスパルテームの改良品で、化学的に安定で熱安定性や発酵耐性が高く、甘味度が50倍高い新しい甘味料として「ネオテーム」が認可されている。製品としては、「ミラスィー」（DSP五協フード＆ケミカル）などがある。

<アスパルテームを含む製品の例>

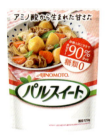 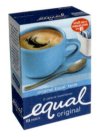

パルスイート®　　　　Equal
（味の素）　　　　　（Equal）

### アセスルファムK（カリウム）

- 本邦では2000年に認可されたエネルギー換算係数0 kcal/gの人工甘味料。
- スクロースの約200倍の甘味度。甘みを感じるスピードが速く、味がやわらかくあとに残らず、濃度が低くなるほど甘味度が高くなるという性質をもつ。

- 毒性試験の結果、発がん性を含むすべての条項で安全性が確認されている。
- 酸性・高温条件でも変化しにくいため、炭酸飲料のほかクッキーなどの焼き菓子にも利用されている。

### スクラロース

- スクロースのハロゲン誘導体で、水酸基3個を工業的に塩素に置換したもの。本邦では1999年に使用が認可された。アセスルファムKと同じくエネルギー換算係数0 kcal/gの人工甘味料。
- スクロースの約600倍の甘味度。ステビアのような苦みや渋みがほとんどなく、スクロースに似た甘みを有する。
- 水に溶けやすく、熱や酸に対しても安定なため食品加工しやすい。安全性試験でも問題は認められていない。
- アセスルファムKと組み合わせて使用すると甘みの感じ方がスクロースに近くなるので、多くのドリンク類でいっしょに用いられている。
- スクロースに添加してカロリーを抑えたダイエット甘味料として「すこしですむさとう」（三井製糖）、「Splenda」（Heartland Food）などの製品が販売されている。

- 研究によれば、スクラロースはミュータンスレンサ球菌をはじめとする口腔レンサ球菌による酸産生の基質にならないため、う蝕誘発能はないと考えられる[13]。しかし、S. mutansの増殖、GTFのグルカン形成能、平滑面への付着能については抑制作用は認められていない。

<スクラロースを含む製品の例>

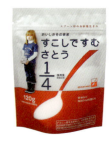

すこしですむさとう
（三井製糖）

## 人工甘味料の副作用、どう考える？

### 人工甘味料によるアレルギーの懸念

代用甘味料の副作用としては、キシリトールなどの「糖アルコールによる下痢」のほかに、最近では人工甘味料によるアレルギーが報告されています[14]。原因としてはエリスリトール、キシリトールが多く、その他ステビア、サッカリン、ガラクトオリゴ糖、ソルビトール、アセスルファムKも挙げられています。食品以外に、歯磨剤や薬剤に含まれる甘味料が原因でアレルギーを発症した例も報告されているので、歯磨剤中の人工甘味料にも注意を払う必要があるでしょう。

通常、人工甘味料の使用が認可されるまでには、免疫、生殖と発達機能、神経系などについて多数の動物実験で有害性と毒性が調べられており、その結果承認された甘味料は安全であるといえます。しかし、ネットでも人工甘味料の危険性について取りざたされていますし、とくに食品の特定成分に敏感な反応を示す人には副作用を生じる場合もあるため、副作用を懸念する患者さんには十分な情報を提供する必要があるでしょう（もっともこれは、他のすべての食品についても言えることです）。

### 体内メカニズムへの影響

代用甘味料のうち、とくに人工甘味料には、安全性に疑問をもつ患者さんが存在します。砂糖、ハチミツ、糖蜜のような甘味料とは異なり、人工甘味料は甘味度が高く、カロリーがほぼゼロであり、一般的に血糖値を上げないといわれています。

しかし「甘い＝おいしい」と感じる理由は、糖分が生体にとって重要なエネルギー源であるからこそ。「甘いのにエネルギーにならない」人工甘味料は、不自然な物質であり、からだの摂理に反しているという考えもあります。

たとえば、スクロースのような糖質系甘味量は摂取すると血糖値が上がるので、その結果として食欲が抑えられますが、人工甘味料ではそうはならず、結果として食べすぎを助長する可能性があると考えられます。また、口腔で甘みを感じることでインスリンの分泌が起き、続く腸内での炭水化物の吸収に備えるという生理的メカニズムがはたらくのですが、甘みだけでカロリーのない人工甘味料では、そのメカニズムが攪乱されてしまい、逆効果にはたらくともいわれています。

---

### 発展 ADVANCE

### 製品ラベルを見る習慣をつけよう

ほとんどの食品には、ラベルに原材料の表示がされていて、使われている甘味料も記載されています。食事指導、とくに間食指導にあたっては、食品にどのような甘味料が使用されているのかを把握しておく必要があります。

例として、筆者が気づいた最近のドリンク類の甘味料の傾向を述べます。これらは各甘味料の性質に対応しています（図2-7）。

#### ● 高級感が売りの飲料には「砂糖」

砂糖の上質な甘さは、味の良さに直結します。缶の紅茶やコーヒーなど、高級感を売りにしている飲料は、少し割高でも砂糖（スクロース）を中心に用いています。

#### ●「果糖」はコールドドリンク類が中心

果糖（フルクトース）は砂糖より甘味度が高いので、同じ甘さであれば他の糖より使用量が少なく済むため、ローカロリーのドリンク類によく使われます。その一方、果糖は温度が上がると甘さが低下する点から、ホットで飲まれることも多い缶コーヒーなどにはあまり使われていません。果糖ぶどう糖液糖、ぶどう糖果糖液糖とともに、コールドドリンク類を中心に使われています。

#### ● コストとカロリーを抑える「人工甘味料」

果糖ぶどう糖液糖はコストが安いので、多くの飲料に使われていますが、最近は人工甘味料を併用して全体のカロリーを抑えた製品も多いようです。人工甘味料は、それ自体の価格は高いものの、甘味度が砂糖の数百倍と高いので使用量が少なく済み、全体のコストとしては安くなります。アセスルファムKとスクラロースがよく使われ、組み合わせて使用されることが多いようです。

### 図2-7 ドリンク類の成分表示

●名称：清涼飲料水 ●原材料名：砂糖、果糖ぶどう糖液糖、果汁、食塩、酸味料、香料、塩化K、乳酸Ca、調味料（アミノ酸）、塩化Mg、酸化防止剤（ビタミンC） ●内容量：500ml
冷たく冷やして飲む前提のスポーツドリンク。

●品名 炭酸飲料 ●原材料名 食物繊維（難消化性デキストリン）/炭酸、カラメル色素、酸味料、甘味料（アスパルテーム・L-フェニルアラニン化合物、アセスルファムK、スクラロース）、香料、カフェイン ●内容量 470ml
ローカロリーを売りにする炭酸飲料。

## おわりに

さて、代用甘味料についての講義はいかがでしたでしょうか。最後に、「代用甘味料を選ぶポイント」をまとめました（表2-4）。スクロース（砂糖）はヒトにとってもっともおいしく、天然由来の甘味料であるため、う蝕を生じさせることを除けば安全な食品です（価格も比較的安価ですしね）。また、エネルギー源として、体内ですぐにグルコースに変化して取り込まれるので、成長期にある小児には重要な食品となります。

先に述べたように、代用甘味料のう蝕抑制効果はそれほど大きくはありません。ですから、あくまで補助にとどめ、スクロースの摂取を制限するシュガーコントロールがう蝕予防の本質となります。その際、ステファンカーブを思い浮かべれば、量よりも摂取回数の制限のほうが、う蝕予防効果が大きいと考えられます。くわえて、ブラッシングによるバイオフィルムの除去といった地道な手段も、もちろん効果的です。

本稿の執筆にあたって、市販のドリンク類の成分表示をあらためて見直したところ、使用されている甘味料の傾向が変化していることに気がつきました。また、新しい甘味料が認可されて、使われるようにもなってきています。市場に出回る飲食物とそれに含まれる甘味料は日々変化していますので、私たち歯科医療従事者は、つねにトレンドに気を配ることが必要でしょう。

### 表2-4　代用甘味料を選ぶポイント

**う蝕学的に**

□ **ミュータンスレンサ球菌への作用：スクロースを完全に排除できなければ、代用甘味料だけでう蝕を予防するのは困難**
（う蝕抑制効果のある代用甘味料は多くない）

**グルカン形成の材料にならない**
- スクロース以外の甘味料は、グルカン形成の材料にならない。

**細菌の酸産生の材料にならない**
- 糖類には細菌の酸産生の材料になるものがある（グルコース、フルクトースなど）。
- 糖アルコール、人工甘味料は材料にならない。

**グルカンの形成を阻害する**
- パラチノースなどのスクロース異性体やマルトース、イソマルトースにはグルカン形成を阻害する作用があり、動物実験でも効果が確認されている。

**生理学的に**

□ **甘味度と味：なんといってもおいしさが大事**
- フルクトースを除いた天然の糖類は、甘味度がスクロースの50％以下のものが多い。
- 糖アルコールは比較的甘味度が高い。
- 人工甘味料の甘味度はスクロースの数百倍と非常に高いが、味がよくないものもある。

□ **副作用：気にするときりがないが、使用はほどほどに**
- 糖アルコールは摂取しすぎると下痢を引き起こす。
- 人工甘味料は発がん性などを気にする人がいるが、現時点では問題ないとされている。
- 血糖に影響を与える可能性がある。
- 人工甘味料によってはアレルギーが報告されている。

□ **カロリー：ローカロリーなだけでよいか？**
- 成長期の小児には、栄養源としてカロリーは重要。
- 腸で吸収されない糖アルコールは低カロリー。
- 人工甘味料は甘味度が高いので、使用量が少なくて済み、結果として低カロリー。

〈参考文献〉

1. 厚生労働省. 健康や栄養に関する表示の制度について. 栄養表示基準（平成15年厚生労働省告示第176号）. http://www.caa.go.jp/foods/pdf/syokuhin1098.pdf（消費者庁ウェブサイト, 2018年2月26日アクセス）
2. Ooshima T, Fujiwara T, Takei T, Izumitani A, Sobue S, Hamada S. The caries inhibitory effets of GOS-sugar in vitro and in rat experiments. Microbiol Immunol 1988；32：1093-1105.
3. 藤原 卓, 武井 勉, 泉谷 明, 大嶋 隆, 祖父江鎮雄. 動物実験におけるグルコシルオリゴ糖の齲蝕抑制作用. 小児歯誌 1987；25：608-613.
4. Riley P, Moore D, Ahmed F, Sharif MO, Worthington HV. Xylitol-containing products for preventing dental caries in children and adults. Cochrane Database Syst Rev 2015；(3)：CD010743. doi: 10.1002/14651858.CD010743.pub2.
5. Nakagawa T, Hu H, Zharikov S, Tuttle KR, Short RA, Glushakova O, Ouyang X, Feig DI, Block ER, Herrera-Acosta J, Patel JM, Johnson RJ. A causal role for uric acid in fructose-induced metabolic syndrome. Am J Physiol Renal Physiol 2006；290(3)：F625-31. Epub 2005 Oct 18.
6. Koga T, Horikoshi T, Fujiwara T, Hamada S. Effects of panose on glucan synthesis and cellular adherence by *Streptococcus mutans*. Microbiol Immunol 1988；32：25-31.
7. 佐藤恭子, 星野倫範, 藤原 卓. プラークバイオフィルムモデルにおけるミュータンスレンサ球菌の酸産生　哺乳う蝕の再評価にむけて. 小児歯科臨床 2007；12：73.
8. Ooshima T, Izumitani A, Sobue S, Hamada S. Cariostatic effect of palatinose on experimental dental caries in rats. Japan J Med Sci Biol 1983；36：219-223.
9. 厚生労働省. e-ヘルスネット. 代用甘味料の利用法. https://www.e-healthnet.mhlw.go.jp/information/teeth/h-02-013.html（2018年2月26日アクセス）
10. 泉谷 明, 藤原 卓, 南 貴洋, 鈴木精二, 大嶋 隆, 祖父江鎮雄. 糖アルコール・マルチトールの抗齲蝕作用. 小児歯誌 1989；27：1018-1024.
11. American Academy of Pediatric dentistry. Policy on the Use of Xylitol. http://www.aapd.org/media/Policies_Guidelines/P_Xylitol1.pdf（2018年2月26日アクセス）
12. 吉積智司, 伊藤 汎, 国分哲郎. 甘味の系譜とその科学. 東京：光琳, 1986.
13. 南 貴洋, 星野倫範, 藤原 卓, 大嶋 隆, 祖父江鎮雄, 浜田茂幸. 高甘味度甘味料スクラロースの *Streptococcus mutans* のビルレンス因子に及ぼす影響. 小児歯誌 1999；37：1015-1019.
14. 海老澤元宏, 林 典子, 杉崎千鶴子, 飯倉克人. エリスリトール（甘味料）等の摂取による即時型アレルギー全国調査. アレルギー 2013；62：428.

## 3時限目

# フッ化物編
Fluoride

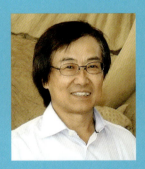

眞木吉信
東京歯科大学
衛生学講座 教授

# 1. これからのう蝕予防の指針、フッ化物局所応用

フッ化物の利用は、わが国でも着実に広がっています。
まずはこれまでの歩みを見ていきましょう。

## 全身応用と局所応用

　歯科医学のなかで、歴史的にもっとも長い疫学研究の背景を有し、しかも生命科学で実証されている疾病予防法が「フッ化物の応用」です。

　う蝕予防のためのフッ化物応用は、水道水や食品への添加とサプリメント摂取のような**全身応用**と、歯科診療所での**フッ化物歯面塗布**や家庭での**フッ化物配合歯磨剤**および学校における**フッ化物洗口**などの**局所応用**に分類され、いずれの方法も臨床的に大きな予防効果を挙げていることは周知の事実です。

**表3-1 全身応用と局所応用**

| | |
|---|---|
| 全身応用 | ・水道水フロリデーション<br>・食品へのフッ化物添加<br>・フッ化物サプリメント |
| 局所応用 | ・フッ化物歯面塗布<br>・フッ化物洗口<br>・フッ化物配合歯磨剤 |

## 日本でのフッ化物応用をめぐる動き

　わが国における近年のフッ化物応用の動きを概説すると、まず1999年に日本歯科医学会から「フッ化物応用に関する見解」が示され、フッ化物応用の積極的な普及と推進のために、2000年には厚生労働科学研究「歯科疾患の予防技術・治療評価に関するフッ化物応用の総合的な研究」班(主任：高江洲義矩)が発足しました。

　この「フッ化物応用の総合的な研究」班は、日本口腔衛生学会のフッ化物応用委員会と合同で、また時には役割を分担しながら、エビデンスに基づいた確実なフッ化物応用方法の提示や、世界的に見た最新情報の提供などを目的に活動を継続してきました。

　この研究班は、フッ化物の応用推進のために多岐にわたる活動を展開してきました。全身応用では、地域を対象とした水道水フロリデーションの試みや、フッ化物の年齢に応じた摂取基準づくり、局所応用では、『フッ化物洗口実施マニュアル』(2003年)[1]、『フッ化物配合歯磨剤応用マニュアル』(2006年)[2]、『フッ化物歯面塗布実施マニュアル』(2007年)[3]という3部作を出版し、う蝕予防の指針を打ち出しました。これらのマニュアルは、フッ化物の効果的で安全な応用法を示したもっとも新しい出版物で、従来の手法とはまったく異なる部分もありました。また、グラスアイオノマーセメントやコンポジットレジンなど、新しいフッ化物徐放性修復材の評価やフッ化物のリチャージ機能についての検討も含まれています[4,5]。なお、上記の3部作は、2010年9月末には、全身応用も内容に加えた『フッ化物応用の科学』[6](日本口腔衛生学会・フッ化物応用委員会 編)として上梓されました。

　その後2011年には「歯科口腔保健の推進に関する法律」が公布・施行となり、う蝕予防に対するフッ化物局所応用が、口腔保健のなかで具体的に位置付けられました。また、2012年には母子健康手帳の1歳6カ月児および3歳児を対象とした保護者の記録の改訂により、「歯にフッ化物(フッ素)の塗布やフッ素入り歯磨きの使用をしていますか」という質問項目が加えられました。

さらに、2013年8月には週1回法900ppmのフッ化物洗口剤が、医薬品としての承認（適用外使用）が得られ、2015年3月には毎日法225ppmのフッ化物洗口剤が、要指導・一般用医薬品「スイッチOTC薬」として認可され[7]、処方せんや指示書なしで誰でも薬局で購入できるようになりました。そして2017年3月には、フッ化物イオン濃度の上限を1,500ppmとする高濃度フッ化物配合歯磨剤の医薬部外品としての市販が、厚生労働省により新たに認められました[8]。

**表3-2　近年のフッ化物応用の主な動き**

| | |
|---|---|
| **1999年**<br>日本歯科医学会が「フッ化物応用に関する見解」を提示 | **2013年8月**<br>週1回法900ppmのフッ化物洗口剤が医薬品として承認（適用外使用） |
| **2000年**<br>厚生労働科学研究「歯科疾患の予防技術・治療評価に関するフッ化物応用の総合的な研究」班が発足 | **2015年3月**<br>毎日法225ppmのフッ化物洗口剤が要指導・一般用医薬品「スイッチOTC薬」として承認 |
| **2011年**<br>「歯科口腔保健の推進に関する法律」が公布・施行 | **2017年3月**<br>フッ化物配合歯磨剤のフッ化物イオン濃度の上限が1,500ppmに引き上げ |
| **2012年**<br>母子健康手帳にフッ化物についての質問項目が追加 | |

## いま、なぜフッ化物応用か

　日本人の疾病構造は、第2次世界大戦後、結核などの感染性疾患や急性疾患から、いわゆる生活習慣にその原因があるとされる慢性疾患の「生活習慣病」へと変容しました。それにより、少子高齢化が進み人口構成が大きく変化したのですが、このような疾病構造と社会環境のめまぐるしい変化と、疾病予防を重視する健康観の変遷は、新しい「地域保健」の流れを生み出しました。それは、中央集権的で画一性を重んじた疾病管理中心の「公衆衛生」によって「健康をまもる」だけでなく、地域特性を重視した住民参加型の健康教育や保健指導によって、「健康づくり」を推進していこうという考え方です。

　このようなHealth Promotionに基づく健康への考え方は、地域保健のみならず診療所や家庭における疾病予防の拡大にもつながり、その結果、乳幼児期や学齢期においては、う蝕の明らかな減少をもたらしました。そしてその要因の第一は「フッ化物応用の普及」であると思われます。

　本稿では、現在の日本で使用可能な、フッ化物局所応用法に関する新しい情報や科学的な手法を解説していきます。

# 2. フッ化物応用の基礎知識

フッ化物とはそもそもどういうもので、どうしてう蝕予防効果があるのでしょうか。
基本をおさらいしましょう。

## フッ化物（フッ素）とは何か

フッ素（Fluorine、元素記号F、原子番号9、原子量19.00）は、ヨウ素（I）、臭素（Br）、塩素（Cl）と同じく、ハロゲン元素に属します。陰イオンまたは負に帯電しているすべてのイオンのうち、化学的にもっとも反応が高いため、基本的にフッ素単体では存在せず、天然にはほとんどフッ化物（Fluoride）として存在します。主として蛍石（$CaF_2$）、氷晶石（$Na_3AlF_6$）、あるいはフルオロアパタイト[$Ca_{10}(PO_4)_6F_2$]の形で存在します。

フッ素は化学的にも生理的にも他のハロゲン元素と比べて動態が異なります。たとえば、フッ化銀は水に可溶性ですが、他のハロゲン化銀は不溶性です。また、塩素、臭素、ヨウ素は骨に微量しか含まれませんが、フッ素は速やかに沈着します。一方、甲状腺はヨウ素を容易に蓄積しますが、フッ素はそれほど取り込みません。

歯や骨の主成分はヒドロキシアパタイト[$Ca_{10}(PO_4)_6(OH)_2$]ですが、フッ化物イオン（Fluoride-ion、$F^-$）が作用すると、$OH^-$と$F^-$が置換してフルオロアパタイト[$Ca_{10}(PO_4)_6F_2$]を生成し、ヒドロキシアパタイトよりも耐酸性が増強されます。

ヒドロキシアパタイト　　　フルオロアパタイト
$$Ca_{10}(PO_4)_6(OH)_2 \rightarrow Ca_{10}(PO_4)_6F_2$$

フッ化物イオン（$F^-$）が作用

### COLUMN

**「フッ素」と「フッ化物」、どちらが正しい？**

「フッ素」という用語は、わが国では歯科保健分野も含めて広く一般的に用いられていますが、化学物質などの名称を検討する国際純正・応用化学国際連合（IUPAC：International Union of Pure and Applied Chemistry、1957）は、フッ素を元素名として使用する場合は「フッ素（Fluorine）」、無機のフッ素化合物に対しては「フッ化物（Fluoride）」と命名しました。わが国でもこの化学命名法に基づいて統一されてきています[9]。

## 人間生態系におけるフッ化物

フッ素は生体必須微量元素です。人間の体内において、カルシウム、カリウム、ナトリウム、マグネシウム、鉄に次いで含有量の多いのがフッ素です。成人の場合は、約2.6gが体内に存在しています。

これら生体必須微量元素は、人間の体にとって、摂取が多すぎても少なすぎても障害が起こります。つまり、「量─反応関係」または「量─効果関係」があるのです。このことは生体にとって重要な認識点です。

フッ化物は天然に広く分布しているので、日常の飲料水（上水道、簡易水道水、井戸水）、お茶などから摂取されています。また、食品由来のフッ化物も多く、とくに海産物中には高濃度のフッ化物が含まれています。

しかし、食品中のフッ化物が体内に吸収される率は低く、40～60％程度です。また、う蝕予防を目的として、人為的にフッ化物を上水道に添加する方法（水道水フロリデーション）、あるいはフッ化物洗口や歯面塗布、フッ化物配合歯磨剤の使用などでも、わずかな量のフッ化物が体内に吸収されています。したがって、保健生態系のなかでフッ化物が生体に入ってくる経路には、**①天然由来のフッ化物**、**②人為的なフッ化物**の摂取の2つが考えられます。

## フッ化物のう蝕予防メカニズム

フッ化物の抗う蝕作用は、**図3-1**に示した2つの性質によります。

第一は、歯のエナメル質を構成するヒドロキシアパタイト（HA）の「結晶性の改善」を主として、さらに「フルオロアパタイト（FA）の生成」と、「再石灰化の促進」作用により歯質を強化し、耐酸性を向上させます。

第二は、口腔内の環境因子に与える影響です。フッ化物は主にプラーク中の細菌の解糖系に対して抗酵素作用を及ぼし、細菌が糖質を取り込むのを阻止して、酸産生を抑制します。この結果、エナメル質の強化と耐酸性の向上が得られ、プラーク細菌の酸産生の低下とあいまって、「う蝕予防」効果が獲得されます。

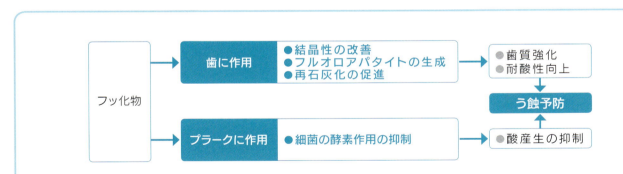

**図3-1 フッ化物のう蝕予防メカニズム**
フッ化物は歯とプラークに作用する。歯質の強化と耐酸性の向上にくわえ、細菌の酸産生を抑制することがう蝕予防効果につながっている。

# 3. 日本のフッ化物応用の現状

近年になり、世界的に普及が進んできたフッ化物応用。それは日本でも例外ではなく、う蝕予防の効果的な手段として評価されてきています。現在、日本で利用されている応用法とともに見ていきます。

## 世界で進むフッ化物応用

　口腔保健におけるフッ化物の応用は、ここ数十年に及ぶ膨大な研究に支えられて、う蝕予防における基本的な施策として確固たる地位を築いてきました。その理由は、確実で大きな「う蝕予防効果」が保証されているばかりでなく、天然フッ素地域で得られた自然の知恵を応用した水道水フロリデーションや、自然食品中に含まれるフッ化物の日常的な摂取の経験から見た「安全性の保証」、高い費用対効果に代表される「経済効果」などが挙げられます。そして、これらの特徴によって支えられる優れた特性によって、「広く地域住民を対象にした応用が可能である」点が強調されているためです。さらに近年では、ホームケアとしてのフッ化物配合歯磨剤の普及が著しく、歯科診療所等における局所応用とともに、より高いレベルのう蝕予防が実現可能となっています。

　う蝕予防のためのフッ化物の応用については、**図3-2**に示したように、今日に至るまで先進国をはじめ世界のほとんどの国において、普及のための懸命な努力が続けられています[10]。その結果、種々のフッ化物応用が広範な地域で進められ、多くの地域・国レベルにおいて、有意なう蝕有病者率の減少がすでに報告されています。

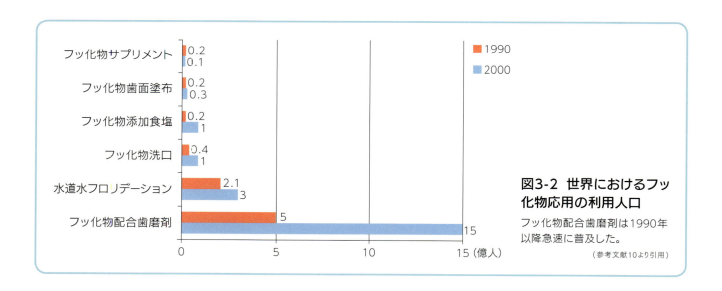

**図3-2　世界におけるフッ化物応用の利用人口**
フッ化物配合歯磨剤は1990年以降急速に普及した。

（参考文献10より引用）

## 日本での普及はまだ不十分

　**表3-3**は日本におけるフッ化物応用の現状を示したものです。わが国においては水道水フロリデーションをはじめとした全身応用はほとんど実施されておらず、局所応用もフッ化物配合歯磨剤の普及率が2015年に91％となった（p.71 **図3-7**）ほかは、フッ化物歯面塗布が2016年に62.5％（2011年では63.6％）[11,12]、フッ化物洗口が2016年にようやく10.4％[13]の普及率となりました。しかしながら、ヘルスプロモーションでいう「健康づくり」

のために、公共政策の実施や予防環境の整備をするという観点からは、フッ化物応用の推進状況は、まだ十分とはいえないのが現状です。

現在でも、世界的に見てまだかなり高いう蝕有病状況にあり、地域格差も存在するわが国では、ヘルスプロモーションおよび健康格差の解消の観点から、口腔保健の推進のた

めに、歯科保健医療担当者によるフッ化物応用の正しい情報提供と、患者および地域住民の積極的な参加による全身的ならびに局所的なフッ化物応用を基本とした「歯の健康づくりプラン」を立て、「ライフステージに応じたフッ化物応用プログラム」を実施していく時期に来ていると思われます。

**表3-3　日本におけるフッ化物応用の現状**

| 全身応用 | | 局所応用 | |
|---|---|---|---|
| 水道水フロリデーション | NO（日本での実施経験あり） | フッ化物歯面塗布溶液・ゲル | YES（62.5%　2016年） |
| フッ化物添加食塩 | NO | フッ化物歯面塗布フォーム | YES（2種類） |
| フッ化物添加ミルク | NO（日本での実施経験あり） | フッ化物バーニッシュ | YES（2種類） |
| フッ化物錠剤 | NO | 徐放性フッ化物 | NO |
| フッ化物液剤 | NO | フッ化物洗口 | YES（10.4%　2016年） |
| その他のフッ化物添加食品 | YES（ガム） | フッ化物配合歯磨剤 | YES（91%　2015年） |

（眞木吉信　2017年）

## 日本におけるフッ化物応用の種類と特徴

フッ化物応用によるう蝕予防方法は、全身応用と局所応用の2つに分けられます。現在の日本においては、全身応用（水道水フロリデーション、フッ化物サプリメント、フッ化物添加食品）は普及していないため、ここでは3つの局所応用法の特徴（p.62 **表3-4**）を述べます[18]。

### 1. フッ化物歯面塗布

フッ化物歯面塗布は、萌出後の歯のエナメル質表面に直接フッ化物を作用させることによって、う蝕抵抗性を与える方法です。年数回の実施でう蝕予防効果があることから、小児自身にとっては負担の軽いフッ化物応用方法であるともいえます。

わが国では、歯科医師や歯科衛生士のような専門職が行ううう蝕予防手段として位置付けられているため、歯科医院、保健所や市町村保健センターを中心として、対個人の手段として応用されることが多くなっています。一方、公衆衛生的手段としては、多くの費用や人手を必要とするため、実施対象が制限されるという欠点があります。

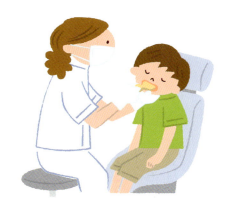

### 2. フッ化物洗口

フッ化物洗口は、毎日または週一回の頻度で、萌出後の歯の表面にフッ化物イオンを作用させることをねらいとした局所応用です。洗口の動作は本人が主体的に行うもので、代表的な自己応用法であり、家庭で個人的に行うこと（セルフケア）もできるし、学校などの施設単位で集団的に実施すること（コミュニティケア）もできます。

特徴としては、①方法が簡単で歯科医療従事者のかかわる部分が非常に小さい、②確かなう蝕予防効果が得られる、

③局所応用のなかでは費用対効果にもっとも優れていることがあげられます。

しかし、この方法の適応は4歳以上なので、乳歯に対するう蝕予防方法としては不十分であり、主に萌出直後の永久歯のう蝕予防手段と考えるべきです。十分なう蝕予防効果を得るには、永久歯萌出期の数年以上にわたって継続的に実施することが重要であり、家庭で個人的に実施するよりも、保育園・幼稚園や学校など集団の場で実施することで、より好ましい結果が得られています。

フッ化物洗口の公式な見解としては、2003年に厚生労働省が、厚生労働科学研究によって取りまとめた「フッ化物洗口実施要領」に基づき、医政局長・健康局長連名の通知として「フッ化物洗口ガイドライン」を発表しました。その後、2013年には週1回法900ppmのフッ化物洗口剤が医薬品として認められ、2015年にはOTC化されたフッ化物洗口液も市販されるようになりました。

## 3. フッ化物配合歯磨剤

フッ化物配合歯磨剤は、家庭や職場でのセルフケアによるう蝕予防手段です。欧米の先進諸国では1970〜1980年代にかけて急速に普及し、小児う蝕の急激な減少をもたらしたことで高く評価されています。その結果、わが国においても歯磨剤自体に対する考え方がこれまでの「歯磨きの補助剤」から「積極的な予防剤」へと変化してきています[14]。

欧米各国でのフッ化物配合歯磨剤の市場占有率（シェア）は90％以上で、それらの国々でのう蝕減少への貢献度はきわめて高いといえます。わが国では、1980年代中期では市場占有率が10％と低迷していましたが、1980年代後半にかけて30％を超すまでに増加し、2010年には90％に達しました。また、小児に限っていえば、90％以上の者がフッ化物配合歯磨剤を使用しているという調査結果があり、わが国でも永久歯う蝕の急激な減少へと結びつく気配を感じさせています。

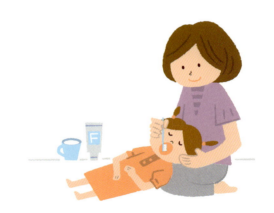

### 表3-4 フッ化物局所応用によるう蝕予防方法一覧

| 方法 | 用いられるフッ化物 | フッ化物イオン濃度 | 抑制率 |
| --- | --- | --- | --- |
| フッ化物歯面塗布 | ●2％フッ化ナトリウム（NaF）溶液 | 9,000ppm | 20〜40％（永久歯） |
|  | ●リン酸酸性フッ化ナトリウム溶液 第1法 | 12,300ppm | 20〜50％（永久歯） |
|  | 　　　　　　　　　　　　　　　　第2法 | 9,000ppm |  |
|  | ●3％フッ化スズ（$SnF_2$）溶液 | 19,400ppm | 20〜50％（永久歯） |
|  | ●4％フッ化スズ（$SnF_2$）溶液 | 9,700ppm |  |
| フッ化物洗口 | ●0.05％フッ化ナトリウム（NaF）溶液（毎日法） | 225（〜250）ppm | 20〜50％（永久歯） |
|  | ●0.1％フッ化ナトリウム（NaF）溶液（毎日法） | 450ppm |  |
|  | ●0.2％フッ化ナトリウム（NaF）溶液（週1回法） | 900ppm |  |
| フッ化物配合歯磨剤 | ●フッ化ナトリウム（NaF） | 500〜1,500ppm | 15〜30％ |
|  | ●モノフルオロリン酸ナトリウム（$Na_2PO_3F$） | 500〜1,500ppm |  |
|  | ●フッ化スズ（$SnF_2$） | 1,000ppm |  |

(参考文献18より引用)

# 4. フッ化物歯面塗布で萌出直後の歯をまもる

歯科医院で行うフッ化物応用法である歯面塗布について、効果的な時期と適切な実施法を見ていきます。

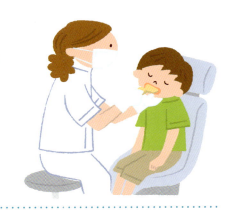

## 小児や高齢者に低負担の応用法

フッ化物歯面塗布は、萌出後の歯のエナメル質表面や、歯肉の退縮により露出した歯根面に直接フッ化物を作用させることによって、歯質の改善を図り、う蝕に対する抵抗性を与える方法です。

この方法は、歯科医師や歯科衛生士のような専門家が行ううう蝕予防手段として位置付けられているため、歯科医院や保健所・区市町村保健センター等を中心として、個人的に応用されることが多くあります。そのため、公衆衛生的手段としては、多くの費用や人手を必要とし、実施対象が制限されるという欠点もありますが、年数回の実施でう蝕予防効果が認められることから、小児や高齢者にとっては負担の軽いフッ化物応用方法であるといえます。

## 効果的な塗布時期

小児の場合、フッ化物歯面塗布は、萌出直後の歯に対して行うのがもっとも効果的です。これは、萌出して間もない歯は、反応性が高く、フッ化物塗布による歯の表層へのフッ素（フッ化物イオン）の取り込み量が大きいからです。

また、う蝕にもっとも罹患しやすいのは歯が萌出してから2～3年の間であるといわれているため、萌出直後からフッ化物歯面塗布を実施する必要があります。このために

は、個々の歯が萌出するたびに塗布を行うことが望ましく、また、何度も繰り返して塗布することによって効果が上がると考えられます。

したがって、歯の萌出時期にあわせて、乳前歯が萌出する1歳ごろから永久歯第二大臼歯の萌出が終わる13歳ごろまでの間、3～6カ月ごとに、口腔内に萌出してくるすべての歯にフッ化物塗布を行うのが効果的です。

表3-5　フッ化物歯面塗布の主な対象歯（年齢別）

| 年齢 | 塗布の対象歯 |
| --- | --- |
| 1歳 | 乳前歯 |
| 2～4歳 | 乳臼歯 |
| 5～7歳 | 第一大臼歯、永久歯前歯 |
| 8～9歳 | 永久歯前歯、第一小臼歯 |
| 10～11歳 | 第一小臼歯、犬歯 |
| 12～13歳 | 第二大臼歯、第二小臼歯 |

### ココがポイント！

**塗布の頻度は3～6カ月に1回**

- フッ化物が歯をとくに強くするのは歯が生えた直後なので、新しい歯が萌出するたびに塗布をするのが理想です。
- 萌出後2～3年はう蝕になりやすいため、定期健診もかねて、少なくとも3～6カ月に1回の塗布を勧めましょう。

## 歯面塗布剤の種類・剤形と応用方法

現在、フッ化物歯面塗布剤としては、数種類の溶液とゲルおよびフォーム（泡状製剤）が用いられています。フッ化第一スズ溶液（4％、8％）以外はいずれも製剤として販売されています。

### 2％フッ化ナトリウム（NaF）

フッ化ナトリウム（NaF）2gを、100mlの蒸留水に溶解させて調製したものが2％フッ化ナトリウム溶液（Sodium Fluoride Solution）です。この溶液は無味、無臭、無色、中性の液体で、ポリエチレン容器に入れ冷所に保存すれば、かなり長期間使用することができます。

1週間に1～2回の塗布間隔で、連続4回塗布して初めて1単位であることから、2週間以内に4回の塗布を、年に1回行うこととされています。短期間に多くの塗布回数を要するというのが、この塗布剤の欠点といえます。

2％フッ化ナトリウムフォーム（Sodium Fluoride Foam）は、市販の製剤を既成トレーに擦り切りいっぱい使用します。塗布回数と間隔は溶液に準じます。

### リン酸酸性フッ化ナトリウム（APF）

2％フッ化ナトリウム溶液を正リン酸で酸性にしたものが、リン酸酸性フッ化ナトリウム溶液（酸性フッ素リン酸溶液、Acidulated Phosphate Fluoride Solution）です。応用法には第1法と第2法があり、pHの調整、フッ化水素酸の購入や取り扱いの点などを考慮すると、第2法を用いるのが実際的といえます。

この溶液はpH3.4～3.6で安定しており、ポリエチレン容器に入れて冷所に保存すればかなりの期間使用することができます。通常年1～2回の塗布でう蝕予防効果が得られます。

リン酸酸性フッ化ナトリウムゲル（APFゲル）は、リン酸酸性フッ化ナトリウム溶液の第2法の処方のものをゲル状にしたものです。直接日光に当たると変色することもあるので、遮光して保存する必要があります。なお、常温で約1年放置してもpHに変化はありません。

リン酸酸性フッ化ナトリウムフォーム（APFフォーム）は、2％フッ化ナトリウムフォームと同様に、市販の製剤を既成トレーに擦り切りいっぱい使用します。ゲルもフォームも塗布回数と間隔は溶液に準じます。

### 8％・4％フッ化第一スズ（SnF₂）

フッ化第一スズ溶液（Stannous Fluoride Solution）は不安定であり、長時間放置すると白色沈殿を生じ、効力が失われるので使用できません。したがって、使用の都度調製し、1時間以内に使用し終わるようにします。

また、この溶液は酸性でpH2.8付近なので、渋みがあり収斂性をもっており、歯肉や粘膜に付着すると白斑を生じたり、塗布後日数が経過すると歯面に褐色の着色を生じることがあります。通常、年1～2回塗布を実施します。

---

**COLUMN**

**フッ化物バーニッシュ**

ヨーロッパで開発されたフッ化物バーニッシュは、高濃度のフッ化物を局所へ長期間停滞させることによって、う蝕予防を図ることを目的としています[15]。わが国では、ダイアデント歯科用ゲル5％（昭和薬品化工）をはじめ、象牙質知覚過敏症の治療剤として市販されています。フッ素（フッ化物イオン）濃度は22,600ppmで、カリエスリスクの高い小児のう蝕予防と、成人・高齢者の歯根面う蝕の予防に有効と考えられます。

応用方法としては、綿球や綿棒による塗布だけでなく、探針やトゥースピックによる添付や、デンタルフロスとの併用も可能です[16]。

ダイアデント歯科用ゲル5％（昭和薬品化工）

---

**ココがポイント！**

**小児の歯面塗布にはAPFがおすすめ**

乳幼児期から学齢期の小児の場合は、チタンやポーセレンなどの修復物・補綴物等を考慮しなければならないケースが少ないので、「応用回数が少なく予防効果が高い」酸性化されたリン酸酸性フッ化ナトリウム（APF）の溶液・ゲルまたはフォームの応用が推奨されます。これに対して、フッ素のイオン化が遅い中性のフッ化ナトリウムや、市販品のないフッ化第一スズ製剤の優先性は低いと考えられます。

## 歯面塗布の術式ごとの注意点

フッ化物歯面塗布は、歯科医師または歯科衛生士が歯にフッ化物溶液を塗布する方法です。歯科診療設備のある場所では、特別な器械・器具などを準備する必要はありませんが、設備のない場所、たとえば学校などでは実施の方法を工夫しなければなりません。

フッ化物歯面塗布には、綿球に薬剤をつけて塗布を行う**綿球塗布法（一般法）**と、トレーを用いて行う**トレー法**および**イオン導入法**があります。最近では**歯ブラシゲル法**も開発されています。方法によって使用する薬剤も異なりますが、効果に変わりはないと言われています。

どの方法でも、はじめる前に日常のケアや定期健診の重要性と、フッ化物歯面塗布の効果・方法などについて説明を行います。また、終了後は注意事項など、塗布後の保健指導を行います。

## 綿球塗布法（一般法）

### ❶ 歯面清掃
- 歯面にフッ化物を十分に作用させるために、プラークや歯面の付着物をできるだけ除去する。

### ❷ 防湿
- 唾液によって薬液（またはゲル）が薄められたり、他の歯や口腔の部分に流出するのを防ぐために、ロール綿またはラバーダムで対象歯を孤立させる。

### ❸ 歯面乾燥
- 圧搾空気で歯面を乾燥させる。適切な簡易防湿や排唾管を併用すると便利である。

### ❹ フッ化物溶液・ゲルの塗布
- 2ml以内のフッ化物溶液を容器に分注し、小綿球または綿棒を十分浸し、3～4分間、歯面が湿潤状態を保つように繰り返し塗りつける。小窩裂溝や隣接面では、軽く圧接するようにして、フッ化物溶液が歯面の隅々まで浸潤するようにする。
- ゲルの場合は、ディスポーザブルシリンジなどを用いて2ml以内のフッ化物ゲルを容器に分注する。小綿球または綿棒で歯面全体に塗布したことを確認して、3～4分間、開口した状態を保つ。繰り返しの塗布の必要はない。このとき、可能なら排唾管を使用する。

### ❺ 防湿の除去
- 口腔内に残った余剰の薬液（またはゲル）を乾いた綿球でぬぐい、ロール綿を取り除く。簡易防湿や排唾管を使用した場合は、これらを取り除く。

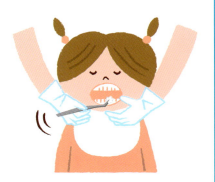

### ❻ 塗布後の注意
- 塗布後30分間は、唾液を吐かせる程度にとどめ、飲食や洗口（うがい）はさせないようにする。
- フッ化物応用の効果と限界を説明し、日常の口腔ケアの重要性を指導する。
- 次回のリコールを決める。

### ココがポイント！
**薬液は2ml以内を厳守**

使用する溶液・ゲルの量は、2ml以内を厳守しましょう。2ml以内なら、1歳6カ月以上の子どもでは、吐き気、腹痛などを起こす心配はありません。

## トレー法

### ❶ 歯面清掃
- 歯面にフッ化物を十分に作用させるために、プラークや歯面の付着物をできるだけ除去する。

### ❷ トレーの適合
- 対象者の歯列弓に適合するトレーを選ぶ。場合によっては、トレーの大きさにあったスペーサーや塗布紙・綿をセットする。

### ❸ トレーへの薬液・ゲル・フォームの応用
- 薬液の場合、スペーサーや塗布紙・綿に2ml以内または2g以下の溶液を染み込ませる。
- ゲルの場合、ディスポーザブルシリンジなどを用いて2ml以内のゲルを計量し、スペーサーや塗布紙・綿をセットしたトレーに盛る。
- フォームの場合、既成トレーに擦り切りいっぱい使用する。

### ❹ 歯面乾燥
- 圧搾空気で歯面を乾燥させる。適切な簡易防湿や排唾管を併用すると便利である。

### ❺ トレーの装着
- 薬液・ゲルの場合、トレーを口腔内に挿入し、歯列に圧接して3〜4分間軽く噛ませる。排唾用チューブを連結して排唾を行うことが望まれる。
- フォームの場合、トレーを口腔内に挿入し、軽く噛ませて約3〜4分間そのままの状態を保つ。

### ❻ トレーの除去
- トレーを除去する。ゲルとフォームの場合は口腔内に残った余剰の薬剤をふき取る。

### ❼ 塗布後の注意
- 塗布後30分間は、唾液を吐かせる程度にとどめ、飲食や洗口（うがい）はさせないようにする。
- フッ化物応用の効果と限界を説明し、日常の口腔ケアの重要性を指導する。
- 次回のリコールを決める。

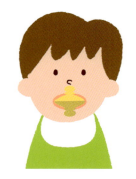

**ココがポイント！**

**フッ化物がいきわたっているか確認しよう**
- 溶液・ゲルの量は2ml（2g）以内を厳守します。
- フッ化物を歯面にいきわたらせることが大切ですので、患者さんに適合したトレーを選びましょう。

## イオン導入法

- 通電によって、より多くのイオン化したフッ素を歯に浸透させようとするもので、微小電圧を用いて人体を（＋）に荷電し、歯の表面からフッ素（−）イオンを浸透させます。通電は2〜3分間で、専用トレーを用います。この方法では、電圧計を備えた本体とコードで接続する電極部をもったトレー側が（−）で、把握棒側が（＋）電極となります。
- 通電を除けば、塗布方法はトレー法と同じです。
- フッ化物溶液としては**2％フッ化ナトリウム（NaF）溶液（中性）**を用います。器材の腐食を避けるため、リン酸酸性フッ化ナトリウム（APF）溶液の使用は避けるとされています。

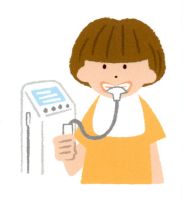

# 歯ブラシゲル法

- フッ化物歯面塗布法は、綿球塗布法とトレー法が原則です。ですが、これらが応用できない場合の代替手段として、歯ブラシゲル法が選択されます。
- 歯ブラシを用いて行う、主に低年齢児を対象とした簡易法で、歯面にゲル状タイプの薬剤を塗布します。ただし、ゲルを飲み込む危険性が高いので、使用するゲルの量は1mlまたは1gを上限とします。
- この量を全部飲み込んだとしても、急性中毒の危険性はありませんが、歯ブラシゲル法では、ゲルを飲み込みやすく、粘性が高いため、時に嘔吐を起こすことがあります。食後すぐの塗布は避けるようにし、防湿や塗布終了後のゲルのふき取りなどは、原法に従って十分に注意する必要があります[17]。
- ゲルは2％リン酸酸性フッ化ナトリウム（APF）ゲルを用います。

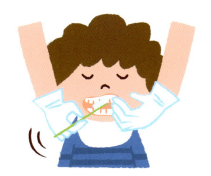

### ① 歯面清掃
- できる範囲で歯磨きなどを行う。

### ② 簡易防湿
- ロール綿で対象歯を孤立させる。上顎からはじめるほうがよい。

### ③ 歯面乾燥
- 圧搾空気で歯面を乾燥させる。無理な場合は綿球で歯面の唾液をふき取る。

### ④ 薬剤の塗布
- ゲルをパイル皿のくぼみに擦り切りいっぱい（約1ml）取る。

### ⑤ 余剰ゲルのふき取り
- 歯面に付着したゲルを軽く綿球でふき取り、口の周りに付着したゲルをティッシュペーパーなどでふき取る。

### ⑥ 防湿の除去
- 防湿用のロール綿を取り除く。

### ⑦ 終了
- 口の中に溜まった唾液を吐き出させる。

**ココがポイント！**

**他の術式よりも少ない量で！**

ゲルを飲み込む危険性があるため、使用量は1ml（1g）以内を厳守します。

## 塗布後の保健指導の注意点

フッ化物歯面塗布法は歯質強化を目的として行われるものであり、その効果も確認されていますが、効果について過信しないように指導する必要があります。塗布にあたっては、**表3-6**のような保健指導が必要と考えられます。

**表3-6 フッ化物歯面塗布時の保健指導の例**

| | |
|---|---|
| 1 | フッ化物配合歯磨剤を使用して、日常の歯口清掃を十分行うよう伝える。 |
| 2 | 含糖甘味食品の摂取制限を含め、食生活習慣について指導する。 |
| 3 | フッ化物歯面塗布の効果とその作用機序についてわかりやすく説明する。 |
| 4 | う蝕予防を目的とした定期的塗布のために歯科医院の定期受診を勧める。 |

## COLUMN

### 徐放性フッ化物

フッ化物のスローリリースのための方法で、2つのアプローチがあります。ひとつはアマルガム、歯科用セメント、コンポジットレジンおよびシーラントのような歯科材料の中にフッ化物を含有したものです。もうひとつは口腔内装置を使用したもので、共重合体膜装置とフッ素ガラス装置があります。後者の技術は将来う蝕予防や治療において重要なものとなる可能性がありますが、現在までのところ人間による臨床データに乏しく、実用化の段階には至っていないと思われます。

# 5. フッ化物洗口で萌出直後の永久歯をまもる

フッ化物洗口のう蝕予防効果は、「フッ化物洗口ガイドライン」として厚生労働省も認めるところです。日本口腔衛生学会の見解もあわせて、有効な実施方法を押さえましょう。

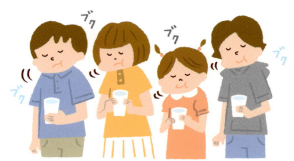

## 費用対効果にもっとも優れた方法

フッ化物洗口法は、毎日または週1回の頻度で、萌出後の歯の表面にフッ化物イオンを作用させることをねらいとした局所応用法のひとつです。洗口の動作は本人が主体的に行うもので、代表的なセルフケアの手法といえます。家庭で個人的に行うことも、学校などの施設単位で集団的に実施することもできます。

2015年になって、毎日法の低濃度フッ化物洗口液がOTC化されました（図3-3）[7]。これにより、誰でも近くの薬局で購入できることで、歯科医師のかかわる部分が非常に小さくなり、方法が簡単なうえ安価で確かなう蝕予防効果が得られることから、局所的応用法のなかでは費用対効果にもっとも優れているとされています[6]。

ただし、これは4歳以上に適した方法なので、乳歯に対するう蝕予防方法としては不十分であり、主に萌出直後の永久歯のう蝕予防手段と考えるべきです。十分なう蝕予防効果を得る鍵は、永久歯萌出期の数年以上にわたって継続実施することであり、家庭で個人的に実施するよりも、幼稚園や学校など集団の場での実施において、より好ましい結果が得られています。

### 図3-3 OTC化されたフッ化物洗口液

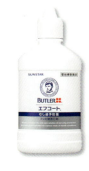 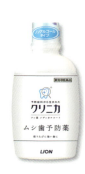

左：エフコート（サンスター）。要指導医薬品。フッ化物イオン225ppm配合。
右：クリニカ フッ素メディカルコート（ライオン）。要指導医薬品。フッ化物イオン225ppm配合。

## フッ化物洗口に用いる薬剤と溶液

洗口用のフッ化物として、現在はフッ化ナトリウム（NaF）溶液が一般に用いられていますが、フッ化物イオン濃度は洗口頻度と対応して決められています。標準的な処方では、1日1回洗口する「毎日法」は、0.05〜0.055% NaF（225〜250ppm F）または0.1% NaF（450ppm F）、「週1回法」は0.2% NaF（900ppm F）の溶液を用います（表3-7）。

日本口腔衛生学会では、これまでのフッ化物洗口の方法や実績を検討して、家庭と施設において確実なう蝕予防効果が得られるような「標準的なフッ化物洗口方法」を提案しています（表3-8）。

### 表3-7 用法による市販洗口液の濃度の違い

| 用法 | 洗口液 | | |
|---|---|---|---|
| | フッ化ナトリウム濃度 | フッ化物イオン濃度 | 1ml中のフッ化ナトリウムの量 |
| 毎日法 | 0.05% | 約225ppm | 0.5mg |
| 毎日法 | 0.055% | 約250ppm | 0.55mg |
| 毎日法 | 0.1% | 約450ppm | 1mg |
| 週1回法 | 0.2% | 約900ppm | 2mg |

### 表3-8 標準的なフッ化物洗口方法の提案

| 洗口方法 | 個人応用（家庭） | 集団応用（学校など） |
|---|---|---|
| 毎日（週5回）法 | ● **かかりつけ歯科医**の指導のもとに家庭で**毎日1回**実施（できれば就寝直前に）。<br>● 通常は5～10mlの**225～250ppm F洗口液**を使用。<br>● う蝕ハイリスク児は**450ppm F洗口液**にて、30秒～1分間（約30秒間）洗口後吐き出し。 | ● **園・学校歯科医**の指導のもとに月～金までの**毎日（週5回）**実施（できれば昼食後の歯磨きのあとに）。<br>● 5～10mlの**225～250ppm F洗口液**にて、30秒～1分間（約30秒間）洗口後吐き出し。 |
| 週1回法 | ● **望ましくない。**<br>（誠実に行われにくく、中断に結びつく可能性が高い。薬剤の管理上の理由もある） | ● **学校歯科医**の指導のもとに小・中学校で**週1回**実施（できれば昼食後の歯磨きのあとに）。<br>● 5～10mlの**900ppm F洗口液**にて、30秒～1分間（約30秒間）洗口後吐き出し。 |

## 厚生労働省も認める効果

フッ化物洗口の公式な見解としては、2003（平成15）年1月に、厚生労働省が、厚生労働科学研究「歯科疾患の予防技術・治療評価に関するフッ化物応用の総合的研究（H12—医療—003）」で取りまとめた「フッ化物洗口実施要領」に基づき、医政局長・健康局長連名の通知として「フッ化物洗口ガイドライン」[18]を以下のとおり発表しました（**表3-9**）。

厚生労働省は、今まで小児についてのフッ化物洗口の効果は認めていましたが、このとき初めて高齢者の歯根面う蝕への予防効果にも言及しました。

### 表3-9 「フッ化物洗口ガイドライン」からの抜粋

**1. 対象者**

フッ化物洗口法は、とくに、4歳児から14歳までの期間に実施することがう蝕予防対策として最も大きな効果をもたらすことが示されている。また、**成人の歯頸部う蝕や歯根面う蝕の予防にも効果がある**ことが示されている。

1) 対象年齢
4歳から成人、老人まで広く適用される。特に、**4歳（幼稚園児）から開始し、14歳（中学生）まで継続することが望ましい**。その後の年齢においてもフッ化物は生涯にわたって歯に作用させることが効果的である。

2) う蝕の発生リスクの高い児（者）への対応
修復処置した歯のう蝕再発防止や歯列矯正装置装着児の口腔衛生管理など、う蝕の発生リスクの高まった人への利用も効果的である。

**2. フッ化物洗口の実施方法**

フッ化物洗口法は、自らでケアするという点では自己応用法（セルフ・ケア）であるが、その高いう蝕予防効果や安全性、さらに高い費用便益率（Cost-Benefit Ratio）等、優れた公衆衛生的特性を示している。特に、地域単位で保育所・幼稚園や小・中学校で集団応用された場合は、公衆衛生特性の高い方法である。なお、集団応用の利点として、保健活動支援プログラムの一環として行うことで長期実施が確保される。

1) 器材の準備、洗口剤の調製
施設での集団応用では、学校歯科医等の指導のもと、効果と安全性を確保して実施されなければならない。
家庭において実施する場合は、かかりつけ歯科医の指導・処方を受けた後、薬局にて洗口剤の交付を受け、用法・容量に従い洗口を行う。

2) 洗口練習
フッ化物洗口法の実施に際しては、事前に水で練習させ、飲み込まずに吐き出させることが可能になってから開始する。

3) 洗口の手順
洗口を実施する場合は、施設職員等の監督の下で行い、**5～10mlの洗口液で約30秒間洗口（ブクブクうがい）する**。洗口中は、座って下を向いた姿勢で行い、口腔内のすべての歯にまんべんなく洗口液がゆきわたるように行う。吐き出した洗口液は、そのまま排水口に流してよい。

4) 洗口後の注意
**洗口後30分間は、うがいや飲食物をとらない**ようにする。また、集団応用では、調整した洗口液（ポリタンクや分注ポンプ）の残りは、実施のたびに廃棄する。家庭用専用瓶では、一人あたり約1か月間の洗口ができる分量であり、冷暗所に保存する。

（赤字は筆者による）

## フッ化物洗口のう蝕予防効果と歯科医療費の減少

フッ化物洗口のう蝕予防効果は、洗口の開始年齢と実施期間が同じであれば、毎日法でも週1回法でもほぼ同程度です。全体的には、DMFT指数（一人平均う蝕経験歯数）またはDMFS指数（一人平均う蝕経験歯面数）の評価で、およそ30〜80％の値が得られています。開始年齢は4歳以降とされており、開始年齢が低いほど、高いう蝕予防効果が得られていることも事実です。

以下は千葉県鴨川市のK小学校におけるフッ化物洗口のう蝕予防効果[19]を示したものです。保育園の4歳児からはじめて小学校6年生まで継続して行うと、う蝕罹患者率で50％（図3-4）、DMFT指数で75％（図3-5）のう蝕抑制効果が得られました。さらに、同じ時期の6〜11歳の一人あたり歯科医療費（国民健康保険のデータ）を見ると、児童の歯科医療費が4年間でおよそ半減していることがわかります（図3-6）。

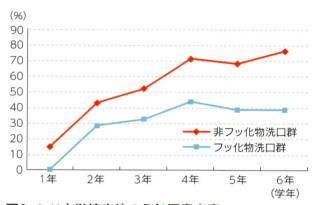

**図3-4　K小学校生徒のう蝕罹患者率**
保育園の4歳児からはじめて小学校6年生までフッ化物洗口を継続した群は、う蝕罹患者率が非フッ化物洗口群の約50％となった。

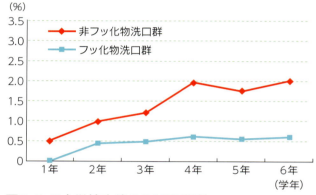

**図3-5　K小学校生徒のDMFT指数**
DMFT指数では、フッ化物洗口群は、非フッ化物洗口群に比べ75％のう蝕抑制効果が見られた。

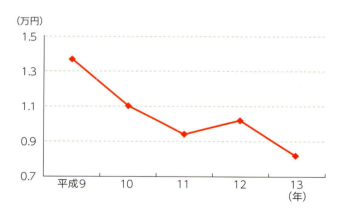

**図3-6　K小学校区域の6〜11歳の一人あたり歯科医療費**
千葉県のK小学校区域では、フッ化物洗口の集団応用をはじめたところ、4年間で6〜11歳の一人あたり歯科医療費が半減した。

### ココがポイント！
#### より早く、より長く続けるのが効果大

フッ化物洗口は、ブクブクうがいができるようになってからはじめます。厚生労働省は、4〜14歳（保育・幼稚園児〜中学生）の継続的な実施に加え、生涯にわたる利用も推奨しています。

洗口の開始年齢と実施期間が同じであれば、毎日法でも週1回法でも、う蝕予防効果にほとんど差はありません。ただ、家庭で応用する場合は週1回だと忘れがちになってしまうので、できれば毎日法を勧めるべきです。小児患者さんに主体的なセルフケアの習慣をつけさせる機会にもなります。

# 6. フッ化物配合歯磨剤で 一生のセルフケアを

歯磨剤に含まれる成分と濃度の違いや、フッ化物を口腔に保持するためのブラッシングができているかが、歯磨剤での応用の効果を分けます。

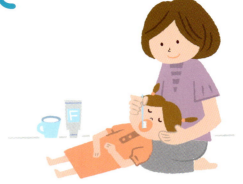

## 「歯磨きの補助剤」から「積極的な予防剤」へ

フッ化物配合歯磨剤は、家庭や職場でのセルフケアによるう蝕予防手段として、欧米の先進諸国では1970年代から80年代にかけて急速に普及し、小児う蝕の急激な減少をもたらしたことが高く評価されています。その結果、歯磨剤に対する考え方も、これまでの「歯磨きの補助剤」から、未成熟な歯に対応した「積極的な予防剤」へと変化してきています（**表3-10**）[14]。

欧米各国でのフッ化物配合歯磨剤の市場占有率（シェア）は90％以上で、それらの国々でのう蝕減少への貢献度は極めて高いと言えます。その一方、日本におけるフッ化物配合歯磨剤の市場占有率は、1987年までは10％台でほとんど増加しませんでしたが、1988年に30％に達すると、1990年代後半は70％まで上昇し、2010年以降は90％を超えた状態を維持しています（**図3-7**）。

このデータと歯科疾患実態調査による12歳児のDMFT指数を比較したものが**図3-8**（p.72）です。フッ化物配合歯磨剤が普及するのに反比例して、12歳児のDMFT指数が低下している状況がよくわかります。これは、WHOのテクニカルレポートの記載と同様です[23,24]。

### 表3-10　フッ化物配合歯磨剤に対する考え方の変遷

| 変更点 | 現在・将来 | 従来（2010年ごろまで） |
|---|---|---|
| 位置付け | 積極的な予防剤 | 歯磨きの補助剤 |
| う蝕予防効果 | 歯ブラシ＜フッ化物配合歯磨剤 | 歯ブラシ＞フッ化物配合歯磨剤 |
| 応用法 | フッ化物配合歯磨剤の応用重視 | ブラッシングテクニック重視 |
| 歯磨剤使用の開始年齢 | 乳歯の萌出直後（0～1歳） | うがい可能な年齢 |
| 使用期間 | 生涯にわたって | 小児期（永久歯の萌出終了まで） |
| 応用量 | 0歳から成人まで年齢に即した応用量 | とくに規定なし |
| フッ化物イオン濃度 | 0歳から成人まで年齢に即したフッ化物イオン濃度 | とくに規定なし |
| ブラッシング後のうがい | 5～15mlの水で1回のみ | 歯磨剤が口腔から消失するまで何回も |

### 図3-7　フッ化物配合歯磨剤の市場占有率（シェア）の推移

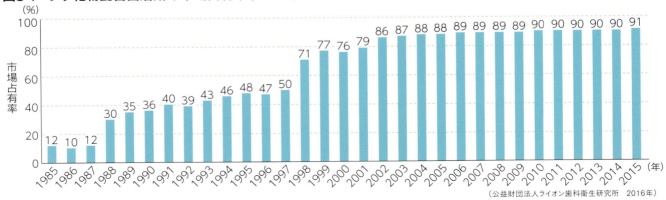

（公益財団法人ライオン歯科衛生研究所　2016年）

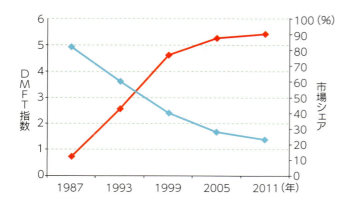
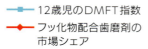

**図3-8　日本のフッ化物配合歯磨剤の市場シェアと12歳児のDMFT指数**
フッ化物配合歯磨剤が普及するのに反比例して、12歳児のDMFT指数が低下している。

## 日本の歯磨剤も1,500ppm時代へ

　フッ化物配合歯磨剤に関しては、2006年に厚生労働科学研究「フッ化物応用による歯科疾患の予防技術評価に関する総合的研究」班（主任：眞木吉信）から、『う蝕予防のためのフッ化物配合歯磨剤応用マニュアル』[2]が出版されました。その後2011年には、「歯科口腔保健の推進に関する法律」が公布・施行となり、う蝕予防に対するフッ化物局所応用が具体的に位置付けられました。

　そして2012年には、母子健康手帳の1歳6カ月児および3歳児を対象とした保護者の記録の改訂により、「歯にフッ化物（フッ素）の塗布やフッ素入り歯磨きの使用をしていますか」という質問項目が載せられるようになりました。

　さらに、2017年3月17日には、フッ化物配合歯磨剤のフッ化物イオン濃度の上限を1,500ppm（0.15%）とする「高濃度フッ化物配合歯磨剤の医薬部外品としての市販」が、厚生労働省により新たに認められました（**図3-9**）[20]。これまで日本では、フッ化物を配合する歯みがき類（ブラッシングを行うためのもので、液体の剤形を除く）でもっとも高濃度のものは、フッ素として1,000ppm（0.10%）を配合するものでした。

　ただ、欧米諸国のみならず、国際的な基準を設定するISOも、すでに2008年にはフッ化物配合歯磨剤の上限を1,500ppmと決定していたことを考えると（**表3-11**）[21]、昨年の厚生労働省の認可は大いに歓迎すべきではありますが、タイミングとしてはかなり遅れているといえます。

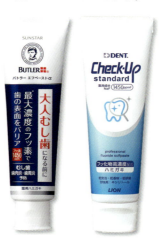

**図3-9　高濃度フッ化物配合歯磨剤**
左：バトラー エフペーストα（サンスター）。フッ化物イオン1,450ppm配合。
右：Check-Up standard（ライオン歯科材）。フッ化物イオン1,450ppm配合。

> **COLUMN**
>
> ### チタンインプラントとフッ化物配合歯磨剤
>
> 　チタンインプラント、ポーセレンジャケットクラウン、コンポジットレジンのなかには、高濃度で酸性化したフッ化物（フッ化物歯面塗布溶液・ゲルやフッ化物バーニッシュ）の応用による変色や劣化を考慮しなければならないものがあります。歯科医療の専門家としては、このような歯科材料を口腔内に有する患者への対応について、適切な方法を考える必要があります。
>
> 　しかしながら、近年、口腔インプラント学会の一部で問題となった、「チタンインプラントとフッ化物配合歯磨剤」に関しては、日本口腔衛生学会が最近報告された学術論文33編を分析した結果、「フッ化物配合歯磨剤にはインプラントの劣化やインプラント周囲炎を起こすおそれがない」という見解を学会ホームページに公表（平成27［2015］年5月）しています。

表3-11 日本と欧米、ISOのフッ化物配合歯磨剤のフッ化物イオン濃度規制の比較

| | 規制区分 | フッ化物成分 | フッ化物イオン濃度 | 包装条件 | 規制文書 | 注意表示 |
|---|---|---|---|---|---|---|
| 日本 | 医薬部外品 | NaF、MFP | NaF* 0.02～0.21%<br>MFP* 0.07～0.76%<br>*フッ素として1,000ppm以下 | なし | 薬用歯みがき類製造販売承認基準（薬食発0325第37号、平成27年3月25日） | なし |
| 欧州 | 化粧品 | NaF、MFPなど20成分 | 0.15%以下 | なし | Regulation(EC No.1223/2009 of the European Parliament and of the Council of 30 November 2009 | 〔フッ化物イオン0.1～0.15%配合練歯磨に対して〕子供への使用禁忌（大人専用）の表示がなされていない場合は以下の表示が必須<br>「6歳以下の子供：飲み込みを最小限にするため、エンドウ豆大の量を使用し、大人の監督下で歯磨きをすること。他からのフッ化物の摂取がある場合は歯科医師または医師に相談すること」 |
| 米国 | OTC医薬品 | ①NaF、MFP、SnF$_2$<br>②MFP | ①850～1,150ppm<br>②1,500ppm | 1容器あたりフッ素として276mg以下 | 21CFR part 355 | 警告（①②）：<br>**6歳未満の子供の手の届かないところに保管すること。**<br>歯磨きに使用するよりも多くの量を誤って飲み込んでしまった場合、ただちに医師に相談するか、中毒事故管理センターに連絡すること。<br>使用法：<br>①大人および2歳以上の子供：好ましくは毎食後、もしくは少なくとも1日2回、ブラッシングする。6歳未満の子供には、適切なブラッシングとすすぎの習慣を教育すること。2歳未満の子供：歯科医師または医師に相談すること。<br>②大人および6歳以上の子供：好ましくは毎食後、もしくは少なくとも1日1回、ブラッシングする。12歳未満の子供には、適切なブラッシングとすすぎの習慣を教育すること。 |
| ISO | なし | 記載なし | 0.15%以下 | 1容器あたりフッ素として300mgを超えないこと | ISO 11609:2010(E) | 6歳以下の子供による1,000ppm以上のフッ化物イオンを含有する歯磨剤の使用に関する安全性の注意情報が直接の容器（primary containers）に記載されていること。 |

フッ化物編 73

**発展 ADVANCE**

## 1,500ppm歯磨剤の注意表記

フッ化物イオン濃度1,500ppm（0.15％）を上限とする高濃度フッ化物配合歯磨剤が承認されたのを受け、厚生労働省と日本歯磨工業会がそれぞれ使用上の注意を発表しています。

厚生労働省は2017年3月17日に、「フッ化物を配合する薬用歯みがき類の使用上の注意について」の通知（表3-12）を発出し、日本歯磨工業会は「高濃度フッ化物配合薬用歯みがきの注意表示等について」にて自主基準を策定しています（表3-13）。

どちらも、1,000ppmを超える歯磨剤には「濃度表示を義務付け」たうえで、「6歳未満の子どもには使用させない」ことを明記するよう述べています。

### 表3-12 厚生労働省「フッ化物を配合する薬用歯みがき類の使用上の注意について」

1. 使用上の注意として、以下の事項を直接の容器等に記載すること。ただし、十分な記載スペースがない場合には、(2)の記載を省略してもやむを得ないこと。
   (1) 6歳未満の子供には使用を控える旨
   (2) 6歳未満の子供の手の届かない所に保管する旨

2. また、フッ化物のフッ素としての配合濃度を直接の容器に記載すること。ただし、1.の記載と別の記載箇所であっても差し支えないこと。

3. 製造販売承認申請書の備考欄の使用上の注意については、「使用上の注意：平成29年3月17日付け薬生薬審発0317第1号、薬生安発0317第1号医薬品審査管理課長・安全対策課長連名通知による。」と簡略記載して差し支えないこと。なお、その他追加して記載すべき事項があれば記載すること。

（原文より抜粋）

### 表3-13 日本歯磨工業会の自主基準「高濃度フッ化物配合薬用歯みがきの注意表示等について」

フッ素の配合量の合計が1,000ppmを超え1,500ppm以下である高濃度フッ化物配合薬用歯みがきについては、以下の要領で注意表示およびフッ素濃度を記載すること。

1. 注意表示
   1) 表示内容
      ①「6歳未満の子供への使用を控える」旨の表示を、使用時および購入時に確認できるよう、直接の容器および外部の被包等に記載すること。
      ②「6歳未満の子供の手の届かない所に保管する」旨の表示を、使用時に確認できるよう、直接の容器等に記載すること。
      なお、これらの①②の表示は、1文にまとめて表示することもできるが、その場合は、①が6歳未満に対する注意表示であることがわかる内容とし、①と同様の場所に記載すること。

   2) 注意表示の強調等
      必要に応じて、強調体文字・下線などの方法によって目立たせる工夫を行う。

   3) 注意表示の省略について
      注意表示のうち②については、内容量が10g以下の場合、その表示を省略することができる。

2. フッ素濃度
   1) 表示内容
      承認されたフッ化物の配合量に基づくフッ素としての濃度を、使用時および購入時に確認できるよう、直接の容器および外部の被包等に記載すること。単位はppmまたは％（w/w％）（両方併記も可）を用い、50ppmまたは0.005％単位で丸めた値とする。

   2) 表示方法
      フッ素濃度の表示方法は特に規定しない。
      ＜表示方法および表示の例＞
      ・注意表示と組み合わせて表示する方法
      「本品はフッ素1,400ppm配合のため、6歳未満の子供への使用を控える」
      ・単独で表示する方法
      「フッ素1,400ppm配合」
      ・成分欄のフッ化物名に続けて記載する方法
      「……、薬用成分：フッ化ナトリウム（フッ素として1,400ppm）、……」など

（原文より抜粋）

## 歯磨剤のフッ化物イオン濃度

「副作用のない最大の効果を得るため、最小濃度の試薬を使用する」という薬理学の原則に従えば、歯磨剤のフッ化物イオン濃度はこれまでの「量―反応関係」(dose-response relationship)に関する研究から、最大2,500ppmまでと理解されています。これらの研究成績は、フッ化物イオン濃度の増加にともなう、う蝕発病の明らかな減少を示しています。米国でも、モノフルオロリン酸ナトリウム配合歯磨剤のフッ化物イオン濃度の上限値は1,500ppmで、その他のフッ化物配合歯磨剤は1,150ppmとなっています。

1,000ppm以上のフッ化物イオン濃度では、500ppm高くなるごとに6％のう蝕予防効果の上昇が見られます(WHO Technical Report No.846, 1994)[23,24]。このため、これからの成人の歯根面う蝕を主とした予防にも、フッ化物応用は欠かせないものとなるでしょう。

また、含まれるフッ化物イオンの濃度表示がなされることによって、フッ化物配合歯磨剤の選択もより確実になることが期待されます。しかしながら、フッ化物イオン濃度が1,000ppmを超える歯磨剤の使用は、ハイリスクなど特殊な例を除いて、一般的には15歳未満の小児期には適さないと考えられています(p.76 **表3-16**)[18]。このような現状も考慮して、ISOが勧告しているように、フッ化物イオンの濃度表示に関しては、小児用も含めた従来品への普及も要望しているところです[21]。

---

### COLUMN

#### フッ化物配合歯磨剤の成分表示

- 歯磨剤には「化粧品」と「医薬部外品」があるが、フッ化物が配合されているものは医薬部外品である。
- 成分表示の薬用成分の欄に、下記の3つのいずれかの標示がある。
  ・モノフルオロリン酸ナトリウム (Sodium monofluorophosphate、$Na_2PO_3F$、MFP)
  ・フッ化ナトリウム (Sodium fluoride、NaF)
  ・フッ化第一スズ (Stannous fluoride、$SnF_2$)
- フッ化物配合歯磨剤には「むし歯の発生および進行の予防」または「むし歯を防ぐ」という効能・効果の記載が認められている。

**表3-14 歯磨剤の成分表示の例**

| 成分 |
|---|
| ❶ 研磨剤…無水ケイ酸 |
| ❷ 湿潤剤…ソルビット |
| ❸ 発泡剤…ラウリル硫酸ナトリウム |
| ❹ 粘結剤…カルボキシメチルセルロースナトリウム |
| ❺ 香味剤…香料、サッカリンナトリウム |
| ❻ 薬用成分…モノフルオロリン酸ナトリウム |
| ❼ 保存料…パラベン |

❶ **研磨剤** 歯垢や着色性沈着物などの汚れを落とす。
❷ **湿潤剤** 適度に湿潤させる。
❸ **発泡剤** 歯磨剤を口腔内に拡散させ、汚れの除去を助ける。
❹ **粘結剤** 成分の分離を防止し、適度な粘性を与える。
❺ **香味剤** 使用感を爽快にする。
❻ **薬用成分** 医薬部外品の歯磨剤に疾患予防のために配合されている(フッ化物など)。
❼ **保存料** 変質を防ぐ。

---

### ココがポイント！

#### う蝕予防にはテクニックより歯磨剤を

う蝕予防の観点からは、ブラッシングのテクニックより、フッ化物配合歯磨剤の応用が重視されるようになりました。乳歯の萌出直後から生涯にわたっての使用が推奨されています。

#### 500ppmごとに6％上昇！

フッ化物イオン濃度の増加とともに、う蝕の発病は明らかに減少し、1,000ppm以上では、500ppm高くなるごとに6％のう蝕予防効果の上昇が見られるとされています。ただし、フッ化物イオン濃度500ppm未満の歯磨剤については、予防効果が明らかになっていません。

## フッ化物配合歯磨剤の効果的な使い方

わが国の歯磨き習慣の定着率は95％を上回り、他の先進国と比較しても決して見劣りしませんが、う蝕予防の観点からすると、欧米諸国の12歳児のDMFT指数と比較してもいまだに高い値です。この要因としては、フッ化物配合歯磨剤の普及の遅れがあげられますが、もうひとつは、フッ化物配合歯磨剤の効果的な使い方の指導がなかったことも否定できません。

フッ化物配合歯磨剤がう蝕を予防するメカニズムは、歯磨き終了後に歯面、プラーク、粘膜および唾液などの口腔環境に保持されたフッ化物イオンが、再石灰化と酸産生抑制効果を及ぼすためといわれています。ですから、フッ化物配合歯磨剤は、個々人のう蝕リスクの高低に関係なく、自分の歯を持つあらゆる年齢の人々に利用されるべきホームケア（セルフケア）用品です。

ところが、その応用効果は、使用するフッ化物の応用量、作用時間、洗口回数ならびに方法などによって大きく左右されることが予測されます。現に、利用方法は個々人で異なり、それによって有効性と安全性への影響が変化することになります。したがって、歯科専門家をはじめとする保健関係者は、フッ化物配合歯磨剤の適正な利用方法をアドバイスすべきでしょう。

ここでは、フッ化物配合歯磨剤の有効性と安全性を高めることを目的に、科学的な観点から、推奨される使用方法を提示します（**表3-15**）[18,19,22]。

また、これまで報告された知見に基づく年齢別応用量の詳細についても示します（**表3-16**）[18,22]。生後6カ月（歯の萌出）から2歳までの応用について、水道水フロリデーションを実施している米国では推奨していませんが、スウェーデンでは、これまでの生後6カ月からのフッ化物錠剤の服用に代えて、500ppmのフッ化物配合歯磨剤の使用を推奨しはじめたところです。

フッ化物の全身的応用がまったくないわが国においても、歯の萌出直後からの低濃度（500ppm）のフッ化物配合歯磨剤の応用が積極的に推奨されるべきだと考えます。

### 表3-15 フッ化物配合歯磨剤の効果的な使用方法（「イエテボリ法」をアレンジ）

1. 歯ブラシに年齢に応じた量の歯磨剤（表3-16）をつける。
2. 磨く前に歯磨剤を歯面全体に広げる。
3. 2～3分間、歯磨剤による泡立ちを保つように磨く。（歯磨き方法にはとくにこだわらない）
4. 歯磨剤を吐き出す。
5. 5～15mlの水を口に含む。
6. 5秒間程度ブクブクうがいをする。
7. うがいは1回のみとする。
8. その後1～2時間程度は飲食をしない。

※フッ化物配合歯磨剤を用いたブラッシング回数は、1日2～3回が望ましい。

### 表3-16 フッ化物配合歯磨剤の年齢別応用量とフッ化物イオン濃度

| 年齢 | 使用量 | 歯磨剤のフッ化物イオン濃度 | 洗口その他の注意事項 |
| --- | --- | --- | --- |
| 6カ月（歯の萌出）～2歳 | 切った爪程度の少量 | 500ppm（泡状歯磨剤であれば1,000ppm） | ●仕上げ磨き時に保護者が行う |
| 3～5歳 | 5mm程度 | 500ppm（泡状またはMFP歯磨剤であれば1,000ppm） | ●就寝前が効果的<br>●歯磨き後5～10mlの水で1回のみ洗口 |
| 6～14歳 | 1cm程度 | 1,000ppm | ●就寝前が効果的<br>●歯磨き後10～15mlの水で1回のみ洗口 |
| 15歳以上 | 2cm程度 | 1,000～1,500ppm | ●就寝前が効果的<br>●歯磨き後10～15mlの水で1回のみ洗口 |

# 7. フッ化物応用をめぐる8つのQ&A

小児へのフッ化物の応用について、よくある質問をまとめました。
保護者への保健指導にご活用ください。

## Q1 フッ化物配合歯磨剤は、何歳から使用すればよいのでしょうか。

**A1** 乳歯の萌出直後、つまり生後6カ月～1年からの使用を推奨します。エナメル質は象牙質やセメント質より無機質成分が多く、人体でもっとも硬い組織ですが、う蝕に対する歯質抵抗性は、エナメル質の結晶構造と成分に影響されます。

この無機質の大部分を占めるヒドロキシアパタイトは、格子不整が多い結晶で、化学的置換が起こりやすい不安定な状態です。う蝕による脱灰はこの格子不整部分から発生することが多いため、格子不整の量はう蝕発生に影響を及ぼします。

格子不整のある部分に適量のフッ化物が作用すると、ヒドロキシアパタイトの一部の$OH^-$が$F^-$と置換して格子不整を修復し、化学的に安定な、溶解性の低いフルオロアパタイトになります（p.58）。そのため、歯が萌出したら早い時期（生後6カ月～1年）からフッ化物を使用しはじめることが、う蝕予防に効果を発揮します。

なお、生後6カ月～1年は、保護者による仕上げ磨きの際に「寝かせ磨き」をすることが多いため、飲み込んでしまう量も多くなります。そのため、低濃度（500ppm）の歯磨剤の使用が推奨されています。このとき歯磨剤の泡立ちが気になるようでしたら、発泡性の少ないジェル状やフォーム状の歯磨剤を実状に合わせて選択します。

## Q2 フッ化物配合歯磨剤を使用する際は、1回にどのくらいの量を使用したらよいですか。

**A2** 年齢に応じた推奨使用量が、これまでの知見に基づいてまとめられています（表3-16）。生後6カ月（歯の萌出）から2歳までのフッ化物応用については、水道水フロリデーションを実施している米国では推奨していませんが、スウェーデンではこれまでの生後6カ月からのフッ化物錠剤の服用に代えて、500ppmのフッ化物配合歯磨剤の使用を推奨しはじめたところです。

全身的応用のまったくないわが国では、歯の萌出直後から、500ppmの低濃度フッ化物配合歯磨剤の応用が積極的に推奨されるべきです。なお、100ppmなど、500ppm未満の濃度のフッ化物配合歯磨剤には、う蝕予防効果は認められていません。

## Q3 フッ化物配合歯磨剤を使用した際は、うがいは何回くらいにとどめるべきでしょうか。

**A3** フッ化物配合歯磨剤を用いたう蝕予防では、ブラッシング後の口腔内に、う蝕予防に必要なフッ化物イオンを、より長時間持続的に存在させることが大切です。

歯磨剤使用後の口腔内のフッ化物イオン濃度は、歯磨剤の濃度や使用量、ブラッシング後の洗口回数や洗口水量、唾液の流出量や飲食の有無などに影響されます。ブラッシング後の洗口は、年齢によって若干異なりますが、5～15mlの水で1回のみがもっとも効果的です。

## Q4 うがいのできない6カ月～2歳児にフッ化物配合歯磨剤を使用させたあとは、どのような対応をすればよいでしょうか。

**A4** う蝕予防の専門学会である日本口腔衛生学会では、2003年から2007年にかけてフッ化物の局所応用に関して大きな見直しをしました。それまでは、「うがいのできない2歳以下の乳幼児」の場合、フッ化物配合の有無にかかわらず歯磨剤の使用は推奨していませんでした。しかし見直しによって、効果的なう蝕予防のためには歯の萌出直後からのフッ化物応用が望ましいとし、仕上げ磨きのときにフッ化物イオン濃度500ppmのフッ化物配合歯磨剤を、「子どもの切った爪程度」歯ブラシにのせて歯を磨くことを推奨するようになりました。

この量は、もし毎日飲み込んだとしても、副作用について問題のない量です。とはいえ、歯磨剤はやはり本来は飲み込むものではないので、泡を含め、歯面や口腔内に残っているものはガーゼなどでふき取ってください。

また、フッ化物を口腔内にとどめるために、水を飲ませたり、うがいをさせたりはしないでください。3歳以降、うがいができるようになったら、1回だけ洗口させるとよいでしょう。

## Q5 子どもが誤ってフッ化物配合歯磨剤を飲み込んだり食べたりしても大丈夫でしょうか？

**A5** フッ化物配合歯磨剤には、フッ化ナトリウム、モノフルオロリン酸ナトリウム、フッ化第一スズなどの化合物が配合されていますが、その種類にかかわらず、フッ化物イオン濃度は1,500ppm以下に定められています。

フッ化物イオン濃度の上限である1,500ppmの歯磨剤1gには、1.5mgのフッ化物が含まれています。対して、子ども用に多いフッ化物イオン濃度500ppmの歯磨剤0.5gには、0.25mgのフッ化物が含まれています（「子どもの切った爪程度の量」だと、0.5gより少量となり、実際に含まれるフッ化物の量もさらに少なくなります）。

フッ化物の急性中毒量は体重1kgあたり2mgとされていますので、日常の歯磨きで使用する1回分を誤ってすべて飲み込んだとしても、急性中毒の心配はありません。とはいえ、誤って口に入れることのないよう、乳幼児の手の届かないところで保管するようにしましょう。

## Q6 1,000ppmを超える歯磨剤（1,000～1,500ppm）は、子どもに使って大丈夫でしょうか？

**A6** 日本および多くの先進諸国において、多くの子どもたちが低年齢のときから（場合によっては1歳になる前から）、フッ化物配合歯磨剤を使いはじめています。早い時期からのフッ化物配合歯磨剤の使用は、"very mild"な歯のフッ素症をともなうことが報告されていて、これは、幼児や低年齢児が、毎日の歯磨き時に歯磨剤の幾分かをうっかり嚥下してしまっていることを裏付けています。

しかし、これらの研究での歯のフッ素症の記録は"very mild"のグレードに限定されていて、審美的に問題になるような程度ではありません。そのため、水道水または食塩へのフッ化物添加の有無にかかわらず、フッ化物配合歯磨剤の使用を地域レベルで引き続き推進していくことが望まれます（いくつかの国では、う蝕予防効果は十分でなくとも、低年齢児のために特別に低濃度のフッ化物配合歯磨剤が販売されています）。

ただし、キャンデーのような味で1,000ppm以上のフッ化物を含むような製品は、その香味からフッ化物配合歯磨剤の過剰な摂取をもたらすおそれがあるので、学齢期に達しない子どもに推奨するべきではありません。

## Q7 歯科医院でフッ化物の歯面塗布を受けていますが、フッ化物配合歯磨剤も使用してよいのでしょうか？

**A7** フッ化物のう蝕抑制効果は、フッ化物イオン濃度、応用頻度や曝露時間などに影響されます。フッ化物の応用法にはそれぞれ特徴があり、フッ化物歯面塗布法では高濃度のフッ化物を使用しますので、年に数回の歯面塗布でう蝕予防効果があります。

一方、フッ化物配合歯磨剤は歯磨きをするだけで容易にう蝕予防ができますが、毎日複数回使用する必要があります。これは応用するフッ化物の濃度により、歯面に対する作用機序が異なるためです。

フッ化物歯面塗布法はプロフェッショナルケアですので、よりフッ化物との反応性が良い萌出直後の乳歯にも安全に応用することができます。これらを上手に組み合わせて応用することが、う蝕予防に効果的です。

なお、局所応用同士を組み合わせても、それぞれの使用法を順守していれば、フッ化物を過剰に摂取することにはなりません。

## Q8 フッ化物洗口をしていますが、フッ化物配合歯磨剤も使用してよいのでしょうか？

**A8** フッ化物の全身応用が行われていないわが国において、フッ化物洗口は公衆衛生学的に優れたう蝕予防法として、多くの施設で集団応用が実施され、また家庭では個人的なう蝕予防法として応用されています。

厚生労働省では「フッ化物洗口ガイドライン」を作成してフッ化物洗口の普及を図っています（p.69）。そのなかで、とくに4歳から14歳までの期間に実施することがう蝕予防にもっとも大きな効果があり、成人の歯頸部う蝕や歯根面う蝕の予防にも効果的であることから、「生涯にわたってフッ化物を歯に作用させることが効果的である」としています。

安全性については、ガイドラインでは、「フッ化物洗口法と他の局所応用法を組み合わせて実施しても、フッ化物の過剰摂取になることはない。すなわち、フッ化物洗口とフッ化物配合歯磨剤およびフッ化物歯面塗布を併用しても、とくに問題はない」としています。

# 8. フッ化物応用のこれからの課題

最後に、ライフステージごとのフッ化物の応用例や、組み合わせ応用への懸念、
フッ化物応用の導入に反対する動きについて述べます。

## ライフステージに応じたフッ化物応用を

う蝕のエコロジー（生態学）は、乳幼児期から学齢期、成人期、さらには老年期へと大きな変遷の過程を経るため、それぞれのライフステージごとに発病するう蝕の種類は異なります。

乳幼児期では乳歯う蝕が問題となり、学齢期では徐々に永久歯う蝕へと変化していきます。さらに、成人期から老年期にかけては、歯根面う蝕や二次う蝕が台頭してくるため、ライフステージごとの加齢変化に対応したフッ化物応用が、予防手段として必要となります（p.80 **表3-17**）。とくに近年では、成人・高齢者の歯根面う蝕の予防に、1,000ppmを超えるフッ化物配合歯磨剤の毎日の使用や、フッ化物が高濃度に含まれたフッ化物バーニッシュの定期的な応用が効果的であることが示されてきました[25]。

## フッ化物の「組み合わせ応用」の考え方

2種類以上のフッ化物応用を組み合わせて実施することは、一般的には相乗効果をもたらします。しかし場合によっては、費用―便益効果が低かったり、また、全身応用法との併用によって、歯のフッ素症の潜在的な増加も考慮しなくてはならないことが海外では報告されています。

しかし、日本では水道水へのフッ化物添加（水道水フロリデーション）やフッ化物サプリメントの服用などの全身応用が実施されていないので、フッ化物配合歯磨剤と他の局所応用法を組み合わせて実施しても、フッ化物の過剰摂取になることはありません。

## フッ化物応用への誤解を解く

平成23（2011）年に日本弁護士連合会が「集団フッ素洗口・塗布の中止を求める意見書」を厚生労働省、文部科学省および環境省の3大臣に提出するなど、地域保健や歯科臨床の現場において、フッ化物応用に対する疑問を醸し出し、混乱を招きかねない状況がありました。専門学会である日本口腔衛生学会では、地域における混乱を防ぐために、即刻、この意見書に対する学会の見解を作成し、地域行政や歯科医師会に送付するとともに、平成26（2014）年にはこのような誤解に基づく反対論に対応するため、『フッ化物をめぐる誤解を解くための12章』[26]を出版しました。最近でも、福島県、埼玉県、千葉県の地方行政からは、地域保健へのフッ化物応用の導入に反対する声が聴かれます。

フッ化物をめぐる誤解は、いまや健康に関する自然科学の問題ではなく、社会科学の問題ではないかと思います。

## 表3-17 ライフステージ別のフッ化物応用

| 年齢 | プロフェッショナルケア | ホームケア | コミュニティケア |
|---|---|---|---|
| 0〜2歳 | ● フッ化物歯面塗布（APF） | ● NaF歯磨剤（500 ppm F）<br>● フォーム（泡）歯磨剤（1,000 ppm F） | ● フッ化物歯面塗布（APF） |
| 3〜5歳 | ● フッ化物歯面塗布（APF）<br>● フッ化物徐放性シーラント | ● NaF歯磨剤（500 ppm F）<br>● MFP歯磨剤（1,000 ppm F）<br>● フォーム（泡）歯磨剤（1,000 ppm F）<br>● $SnF_2$歯磨剤（1,000 ppm F）<br>※ハイリスク者の場合<br>● フッ化物添加フロス<br>● フッ化物洗口 | ● フッ化物洗口（保育園・幼稚園）<br>※4歳以上<br>● フッ化物歯面塗布 |
| 6〜14歳 | ● フッ化物歯面塗布（APF）<br>● フッ化物徐放性シーラント<br>● フッ化物バーニッシュ（22,600 ppm F） | ● NaF歯磨剤（1,000 ppm F）<br>● MFP歯磨剤（1,000 ppm F）<br>● $SnF_2$歯磨剤（1,000 ppm F）<br>● フォーム（泡）歯磨剤（1,000 ppm F）<br>● フッ化物添加フロス<br>● フッ化物洗口 | ● フッ化物洗口（小学校・中学校）<br>● フッ化物歯面塗布<br>● フッ化物配合歯磨剤（1,000 ppm F） |
| 15歳〜成人 | ● フッ化物歯面塗布（9,000〜19,400 ppm F）<br>● フッ化物バーニッシュ（22,600 ppm F） | ● NaF歯磨剤（1,000〜1,500 ppm F）<br>● MFP歯磨剤（1,000〜1,500 ppm F）<br>● $SnF_2$歯磨剤（1,000〜1,500 ppm F）<br>● フォーム（泡）歯磨剤（1,000 ppm F）<br>● フッ化物＋抗菌剤配合歯磨剤（1,000〜1,500 ppm F）<br>● フッ化物添加フロス<br>● フッ化物洗口 | ● フッ化物洗口（学校・職場） |
| 中高年〜老年者 | ● フッ化物歯面塗布（9,000〜19,400 ppm F）<br>● フッ化物バーニッシュ（22,600 ppm F）<br>● NaFゲル剤（5,000 ppm F）<br>※ハイリスク者の場合 | ● NaF歯磨剤（1,000〜1,500 ppm F）<br>● MFP歯磨剤（1,000〜1,500 ppm F）<br>● $SnF_2$歯磨剤（1,000〜1,500 ppm F）<br>● フォーム（泡）歯磨剤（1,000 ppm F）<br>● フッ化物＋抗菌剤（抗炎症剤）配合歯磨剤（1,000〜1,500 ppm F）<br>● フッ化物洗口（225〜450 ppm F） | ● フッ化物洗口（施設）<br>● フッ化物配合歯磨剤（1,000〜1,500 ppm F） |

〈参考文献〉

1. フッ化物応用研究会（編）．う蝕予防のためのフッ化物洗口実施マニュアル．東京：社会保険研究所，2003．
2. フッ化物応用研究会（編）．う蝕予防のためのフッ化物配合歯磨剤応用マニュアル．東京：社会保険研究所，2006．
3. フッ化物応用研究会（編）．う蝕予防のためのフッ化物歯面塗布実施マニュアル．東京：社会保険研究所，2007．
4. 高江洲義矩（監修），中垣晴男，眞木吉信（編著）．ガイドブック 21世紀の歯科医師と歯科衛生士のためのフッ化物臨床応用のサイエンス．京都：永末書店，2002．
5. 千田 彰，中垣晴男，眞木吉信（編）．フッ化物徐放性修復材料ガイドブック．京都：永末書店，2005．
6. 日本口腔衛生学会，フッ化物応用委員会（編）．フッ化物応用の科学．東京：口腔保健協会，2010．
7. 眞木吉信．日本ではじめて要指導・一般用医薬品「スイッチOTC薬」として認可されたフッ化物洗口剤「エフコート」（サンスター）．デンタルハイジーン 2015；35(11)：1240-1241．
8. 眞木吉信．フッ化物イオン濃度1,000〜1,500ppmの歯磨剤が医薬部外品として承認．歯界展望 2017；129(6)：1212-1213．
9. 平山健三，溝口歓子，山本有一（編）．化合物命名法．東京：南江堂，1960．
10. Rugg-Gunn A. Preventing the preventable—the enigma of dental caries. Br Dent J 2001；191：478-488.
11. 日本口腔衛生学会（編）．平成23年歯科疾患実態調査報告．東京：口腔保健協会，2013．
12. 厚生労働省．平成28年歯科疾患実態調査結果の概要．http://www.mhlw.go.jp/toukei/list/dl/62-28-02.pdf（2018年2月26日アクセス）
13. 日本フッ化物むし歯予防研究会．日本フッ化物むし歯予防協会通信 No.59．2017．
14. 全国歯科衛生士教育協議会（監修），眞木吉信（編著）．歯・口腔の健康と予防に関わる人間と社会の仕組み1 保健生態学 第2版．東京：医歯薬出版，2014；173．
15. Koch G, Petersson LG. Caries preventive effect of a fluoride-containing varnish (Duraphat) after 1 year's study. Community Dent Oral Epidemiol 1975；3：262-266.
16. Helmut FM, 眞木吉信（訳聞）．齲蝕予防方法としてのフッ化物バーニッシュの応用．ザ・クインテッセンス 1989；8：1529-1535．
17. 須藤明子，小林清吾，堀井欣一．歯ブラシを用いたフッ化物ゲル歯面塗布法の口腔内残留フッ素量．口腔衛生会誌 1992；42(3)：387-392．
18. 日本口腔衛生学会フッ化物応用委員会（編）．う蝕予防の実際 フッ化物局所応用実施マニュアル．東京：社会保険研究所，2017．
19. 眞木吉信（監修），東京都歯科医師会（編）．フッ化物応用の手引き—フルオライドA to Z—．東京：東京都健康局，2008．
20. 医薬品医療機器総合機構．薬生薬審発 0317 第1号，薬生安発0317 第1号，平成29年3月17日，フッ化物を配合する薬用歯みがき類の使用上の注意について．https://www.pmda.go.jp/files/000216954.pdf（2018年2月26日アクセス）
21. International Organization for Standardization. ISO 11609:2010. Dentistry — Dentifrices — Requirements, test methods and marking. https://www.iso.org/standard/38010.html
22. Sjögren K, Birlhed D, Rangmar B. Effect of a modified toothpaste technique on approximal caries in preschool children. Caies Res 1995；23：435-441.
23. World Health Organization. Fluorides and oral health—Report of a WHO Expert Committee on Oral Health Status and Fluoride Use. Geneva: World Health Organization, 1994；26-33.
24. 高江洲義矩（日本語監修）．フッ化物と口腔保健—WHOのフッ化物応用と口腔保健に関する新しい見解—．東京：一世出版，1995．
25. 眞木吉信．成人および老年者における歯根面齲蝕の病因と疫学．日歯医師会誌 1992；45(3)：205-217．
26. 眞木吉信（編）．フッ化物をめぐる誤解を解くための12章．東京：医歯薬出版，2014．

# 4時限目

# 実践編
## Clinical

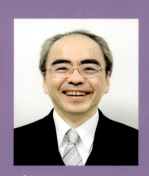

**奥 猛志**
医療法人
おく小児矯正歯科 院長

# 1. 患者さんのリスクの「見える化」

う蝕の予防には、患者さんがご自身のう蝕リスクを理解し、改善に向けて努力していただく必要があります。そのためには、現在の状態と目標を「見える化」することが有効です。

## う蝕に対する考え方の変遷

1960年代までは、う蝕は「不可逆的に進行する疾患」と認識されており、「早期発見、早期治療」が行われてきました。その後、初期う蝕の段階なら、再石灰化の作用により元の健全な状態に戻せることがわかり、1995年度に学校歯科健康診断でCO（要観察歯：視診にてう窩は認められないが、う蝕の初期病変を疑わしめる所見）が導入されると、初期う蝕は削らず保健指導を行うことが推奨されるようになりました。

今日では小児のう蝕は減少し、進行もきわめてゆるやかになり、「早期発見、早期観察管理」が推奨されています。つまり、エナメル質初期脱灰を早期に見つけ、再石灰化させることに重点が置かれるようになってきたのです。

## 脱灰と再石灰化のバランスが崩れう蝕に

歯の表面では、初期う蝕の段階である「脱灰」と、元の健康な歯質に戻ろうとする過程である「再石灰化」が絶えず繰り返されています。甘味物の摂取が増えるなどしてそのバランスが崩れ、口腔内環境が悪化したときに不可逆的病変として「う窩」が生じるのです（**図4-1**）。そこで、う窩になる前の脱灰の段階で、口腔内環境を改善し、脱灰と再石灰化の良好なバランスを保つことがう蝕予防につながります。

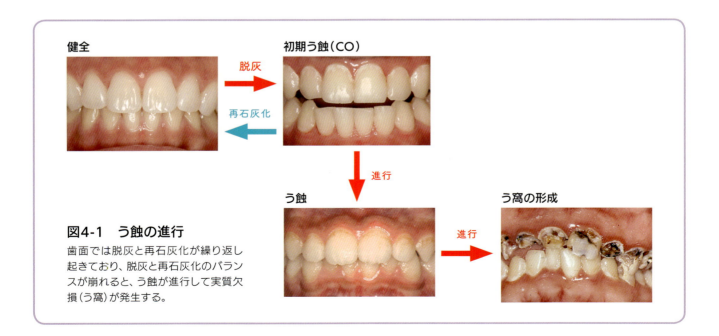

**図4-1 う蝕の進行**
歯面では脱灰と再石灰化が繰り返し起きており、脱灰と再石灰化のバランスが崩れると、う蝕が進行して実質欠損（う窩）が発生する。

永久歯う蝕は萌出後3年以内に発症しやすいと言われています。また、成人のう蝕の多くは二次う蝕との報告もあります。つまり、第一大臼歯が萌出する6歳ごろから、第二大臼歯が萌出して成熟する15歳ごろまでにカリエスフリーを実現できれば、大人になっても「う蝕ゼロ」を実現できる可能性が高くなります。

　前述のとおり、COは的確な予防や保健指導、再石灰化療法で進行を抑制することが可能です。また一方では、う窩を削り修復した修復物の平均使用年数は5〜8年というデータがあります[6]。つまり、一度修復した歯は何度も再修復を繰り返し、最終的には抜歯となる可能性が高くなるわけです。これらのことから、高齢になっても健康で機能的な口腔を維持するためには、永久歯をできるだけ切削しないように、初期う蝕をう窩まで進行させないことが重要となります。

　したがって、小児期のう蝕予防は、成人の場合以上に大きな意義があります。初期う蝕の段階からう蝕を検出し、進行抑制や再石灰化のためのマネージメントを行うには、個人のう蝕リスクを評価し、そのリスクに応じた保健指導をすることが求められます。

## う蝕のリスクは患者さんごとに異なる

　たとえば日常の臨床で、このような患者さんはいらっしゃらないでしょうか。

　「兄弟姉妹の患者さんで、お姉ちゃんは歯磨きを毎日がんばっているのにむし歯ができてしまう。それに対して、弟くんは歯磨きをあまりしないのにむし歯が1本もない」

　う蝕の発症には多くの因子が絡み合っており、理論的には、Keyesの3つの輪（p.9 図1-1）で表される3つの要因が重なるとう蝕が発症します。

　宿主の要因、つまり歯の質や唾液の抵抗力は、う蝕から歯を守る防御因子になります。乳歯や幼若永久歯のように歯の質が弱かったり、唾液の量が少なくて抵抗力が小さいと、「宿主」の輪が大きくなります。一方、細菌、つまりむし歯菌（う蝕原性菌）が強かったり、多かったりすると、「細菌」の輪が大きくなります。また、甘い物を食べる回数が多かったり、就寝前の飲食があると、「糖」の輪が大きくなります。それぞれの輪が大きくなると重なる面積が大きくなるため、う蝕になりやすくなることが表されています。

　う蝕のリスク因子となる、う蝕原性菌の酸産生能、酸に対する唾液緩衝能、歯質の強弱などは、患者さん一人ひとりによって異なります。そのため、同じような食生活をしている兄弟姉妹でも、う蝕の発現に差が生じてしまうのです。

## パーソナルな予防にステファンカーブを活用しよう

　近年、歯科医院を訪れる患者さんは、治療を主訴とする人よりも、予防を希望する人が増えてきました。そうした意識の変化を受け、歯科医院の役割として、「う蝕や歯周病がない健康な生活を送るために、患者さんの自発的な口腔の健康づくりの手伝いをする」ことが求められています。

　患者さんのう蝕予防に対する意識を高めるには、う蝕を発症するしくみやそのリスク因子を患者さん自身が理解し、生活習慣を変えていただくことが必要です。う蝕のリスク因子は人によって異なります。そのため、患者さんごとにリスク因子を分析して、総合的な保健指導をすることが有効と考えられます。

　そのためのひとつのツールとなるのが、おなじみの「ステファンカーブ」です。患者さん個人のう蝕リスクを反映したステファンカーブを提示し、リスクに応じた予防法を提供することが、パーソナルなう蝕予防に結びつくのです。

　実践編では、まず患者さんのリスク因子に応じてステファンカーブがどのように変化するかを解説したのち、それをもとにした指導のしかたを実例で示します。ステファンカーブについての理解を深めることで、患者さんへの指導がさらに深いものになるでしょう。

# 2. 患者さんごとのステファンカーブを描く

皆さんにもおなじみのステファンカーブは、患者さんごとのリスクを反映すれば、リスクの「見える化」の心強いツールとなります。

## 視覚的ツールとなるステファンカーブ

ステファンカーブは、一般的な脱灰と再石灰化のメカニズムを説明する際に用いられています。患者さん一人ひとりのリスク因子は違いますから、臨界pHの値や、プラーク中のpHの最高値・最低値、下降したpHが元の値に戻るスピードなどは、人によって異なります。

そこで、う蝕リスクを検査したあと、患者さんのリスク因子に応じたステファンカーブを作成して保健指導を行えば、よりいっそう、患者さんに合った指導となります。こうした視覚的ツールは、言葉だけの説明より客観的に口腔内の状況がイメージしやすいため、患者さんも改善に向けた行動を実行しやすくなります。

患者さんのリスク因子に応じたステファンカーブを描けるように、まずはステファンカーブの基本的な内容を確認しましょう。

## ステファンカーブの基本をおさらい

ステファンカーブは、プラーク中のpHの経時的変化を表した模式図で、1940年代にRobert Stephanにより考案されました。曲線と臨界pHの線で囲まれた部分のうち、臨界pHより下の脱灰領域と、臨界pHより上の再石灰化領域の割合の大小が、う蝕のなりやすさを決めます。

プラーク中のpHは、飲食物を摂取するたびに酸性に傾きます。これはプラーク中の細菌が酸を産生するためです。プラーク中のpHが酸性に傾いて臨界pHのラインを下回ると、歯の表面が脱灰を起こします。その後、唾液の緩衝作用によってpHが上昇して、歯の表面が再石灰化されます。この脱灰と再石灰化は、飲食の回数だけ繰り返されます。1日の中で脱灰の時間が多くなると、う蝕の発症や進行につながります。

う蝕になりやすい人となりにくい人では、ステファンカーブのパターンが異なります。そしてそれにともない、1日の中での脱灰と再石灰化の割合も変わっていきます（図4-2, 4-3）。

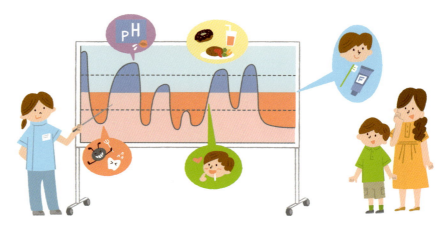

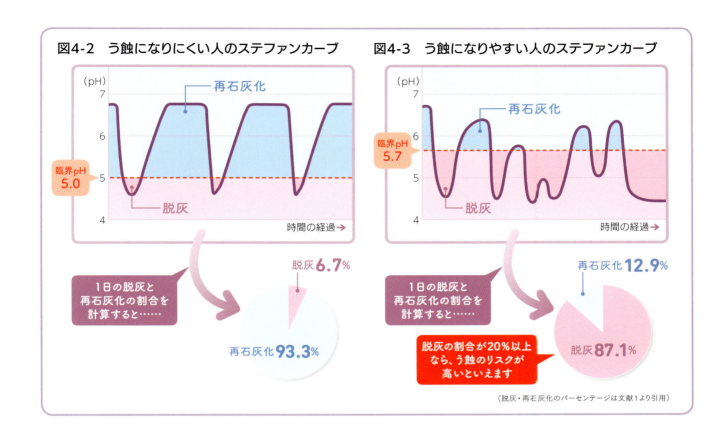

図4-2 う蝕になりにくい人のステファンカーブ
図4-3 う蝕になりやすい人のステファンカーブ

## 脱灰時間が多いほど、う蝕は多くなる

　脱灰時間の割合とう歯数との関係を調べた研究では、脱灰時間が多いほど、う歯数が多くなっています（**図4-4**）。また、1年後に新しいう歯ができた人は、できなかった人に比べて脱灰時間の割合が多いこともわかっています（**図4-5**）。

　したがって、脱灰と再石灰化のバランスを模擬的に示すステファンカーブは、患者さん個人のう蝕リスクを知るうえで有効な資料となるとともに、今後の新たなう蝕の発現を予想する指標にもなります。

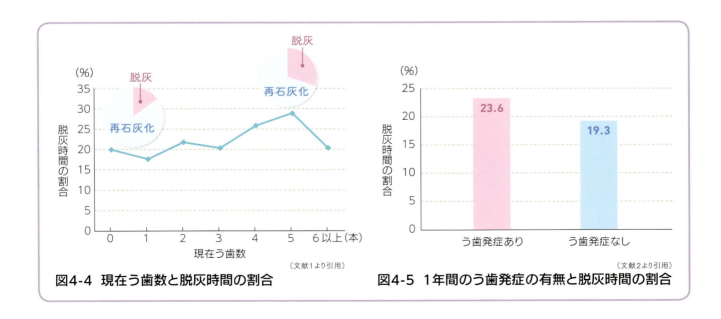

図4-4　現在う歯数と脱灰時間の割合
図4-5　1年間のう歯発症の有無と脱灰時間の割合

# 3. ステファンカーブを変化させる要因を知ろう！

「あのお子さんは唾液の働きが弱い」「このお子さんは間食が多い」といった場合、ステファンカーブはどのように変化するのでしょうか。

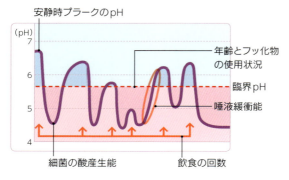
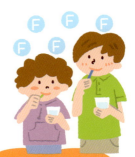

ステファンカーブに影響するリスク因子をまとめると、下記のようになります。

| | |
|---|---|
| 「年齢」と「フッ化物の使用状況」 | → 臨界pH |
| 「安静時プラークのpH」 | → カーブの最高値 |
| 「細菌の酸産生能」 | → カーブの最低値 |
| 「唾液緩衝能」 | → カーブの傾き |
| 「飲食の回数」 | → カーブの波の数 |

## 「年齢」と「フッ化物の使用状況」で「臨界pH」が決まる

脱灰と再石灰化の境目となる「臨界pH」の値は、エナメル質の耐酸性の強弱によって決まりますが、これは小児の「年齢」や「フッ化物の使用状況」などによっても上下します。

たとえば6歳では、第一大臼歯は萌出したばかりの幼若永久歯で、臨界pHは5.7〜6.2と高い状態ですが、15歳くらいになると成熟するので、臨界pHは5.5〜5.7に下がります。また、フッ化物によりエナメル質の耐酸性が向上した場合も、臨界pHは下がります。

当院では、「フッ化物の使用状況」を「家庭と歯科」「家庭または歯科」「時々」「なし」の4段階で評価しています。

### 図4-6 臨界pHが低い場合（低リスク）

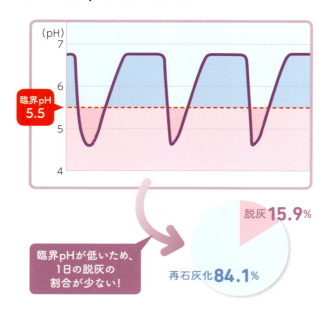

臨界pHが低いため、1日の脱灰の割合が少ない！

脱灰 15.9%
再石灰化 84.1%

### 図4-7 臨界pHが高い場合（高リスク）

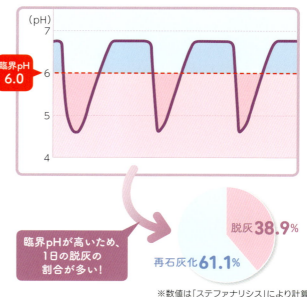

臨界pHが高いため、1日の脱灰の割合が多い！

脱灰 38.9%
再石灰化 61.1%

※数値は「ステファナリシス」により計算

## 「安静時プラークのpH」で「カーブの最高値」が決まる

ステファンカーブの最高値、つまりカーブの頂点は、「安静時プラークのpH」で決まります。安静時プラークのpHは、安静時唾液のpHと有意な相関性を示すことが報告されています[1]ので、安静時唾液のpHを測定すれば、安静時プラークのpHが推測されます。

測定には「オーラルペーハーテスト」を用います。当院では、安静時唾液のpHが7.5、7.0、6.5（テープの色が青色）なら「安全」、6.0（緑色）なら「危険」、5.5、5.0、4.5（黄色）なら「非常に危険」と評価しています。

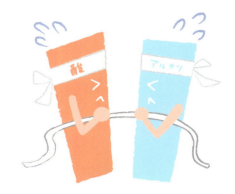

### オーラルペーハーテスト
（サンデンタル）

安静時唾液のpHを測定する検査キット。テープを1cmほど切り取り、患者さんの唾液で湿らせ約2秒置きます。変色したテープを付属のカラーチャートと照合して、pHを判定します。

正常な口腔内のpHは、6.5〜7.5の中性〜弱アルカリ性で、数値が低いほど酸性に傾いており、う蝕になりやすいといえます。

**図4-8 オーラルペーハーテストとテープの色の変化**

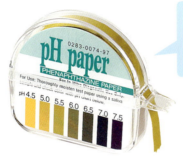
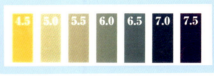

カットしたテープに唾液をつけ、色の変化でpHを測定する。黄色に近いほど酸性に、青色に近いほどアルカリ性に傾いていることを示す。

### 図4-9 安静時プラークのpHが高い場合（低リスク）

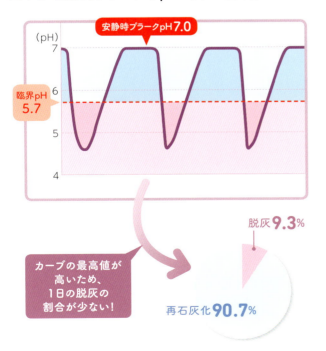

カーブの最高値が高いため、1日の脱灰の割合が少ない！

脱灰 **9.3**%
再石灰化 **90.7**%

### 図4-10 安静時プラークのpHが低い場合（高リスク）

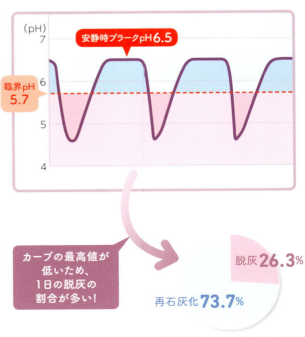

カーブの最高値が低いため、1日の脱灰の割合が多い！

脱灰 **26.3**%
再石灰化 **73.7**%

※数値は「ステファナリシス」により計算

## 「細菌の酸産生能」で「カーブの最低値」が決まる

ステファンカーブの最低値、つまりカーブの谷底は、「飲食後にプラークのpHがどこまで低下するか（酸性に傾くか）」により決まります。これは「う蝕原性菌の酸産生能」により左右されます。

測定には「カリオスタット®」を用います。当院では、pHが7.2（アンプルの色が濃青色）なら「安全」、5.4（緑色）なら「やや安全」、4.7（黄緑色）なら「注意」、4.0（黄色）なら「非常に危険」と4段階で評価しています。

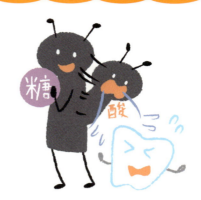

### カリオスタット®
（デンツプライシロナ）

ショ糖（スクロース）とpH指示薬を主成分とした試薬が入ったアンプルに、患者さんの上顎歯頸部のプラークをふき取った綿棒を入れて、37℃で48時間培養します。

アンプルの中では、ショ糖を栄養としてう蝕原性菌が酸を産生しますので、pH指示薬が反応して色の変化が起こります。その後、色の変化を色見本と照合してpHを判定します。

**図4-11 カリオスタット®とアンプルの色の変化**

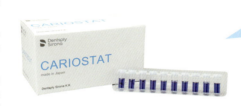
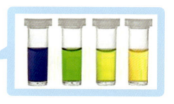

う蝕リスクをアンプルの色の変化で予測する。原色の青色に近いほどアルカリ性に、黄色に近いほど酸性に傾いていることを示す。

### 図4-12 細菌の酸産生能が低い場合（低リスク）

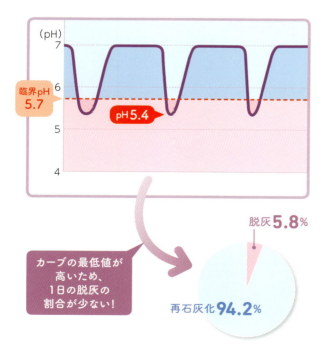

カーブの最低値が高いため、1日の脱灰の割合が少ない！

脱灰 **5.8**%
再石灰化 **94.2**%

### 図4-13 細菌の酸産生能が高い場合（高リスク）

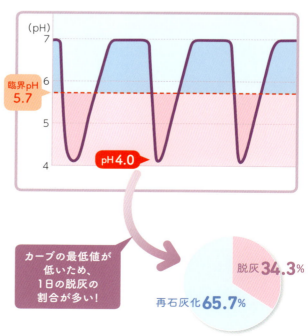

カーブの最低値が低いため、1日の脱灰の割合が多い！

脱灰 **34.3**%
再石灰化 **65.7**%

※数値は「ステファナリシス」により計算

## 「唾液緩衝能」で「カーブの傾き」が決まる

ステファンカーブの回復速度、つまり谷底から頂点までの曲線の傾きは、「飲食後に酸性になったプラークのpHが、どれくらいの時間で元に戻るか」により決まります。これには「唾液の緩衝能」が影響し、緩衝能が高いほど曲線の傾きが急になります（急速に元に戻ります）。

緩衝能の測定には、「シーエーティー21バフ」を用います。当院では、赤紫色に変化したなら「やや安全」、橙赤色に変化したなら「注意」、黄色に変化したなら「非常に危険」と3段階で評価しています。

シーエーティー21バフは、他の製品と比べて咀嚼時間が3分と短いため、小児へ応用しやすい検査キットです。

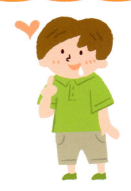

### シーエーティー21バフ
（ウィルデント）

短時間で唾液の分泌量と緩衝能（酸を中和する力）を測定するキット。

チューイングペレットを患者さんに3分間噛んでもらい、出てきた唾液を計量カップに吐き出してもらって分泌量を測定します。その後、試薬が入ったテストチューブに唾液を1ml入れてよく振ります。試薬が完全に溶けたら色をカラーチャートと照合します。

**図4-14 シーエーティー21バフとチューブの色の変化**

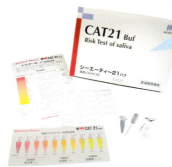
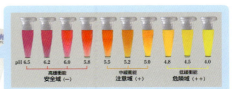

赤色に近いほどアルカリ性に、黄色に近いほど酸性に傾いていることを示す。

### 図4-15 唾液緩衝能が高い場合（低リスク）

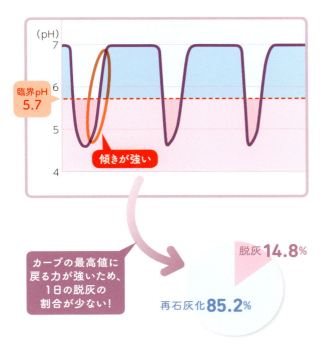

カーブの最高値に戻る力が強いため、1日の脱灰の割合が少ない！

脱灰 **14.8**%
再石灰化 **85.2**%

### 図4-16 唾液緩衝能が低い場合（高リスク）

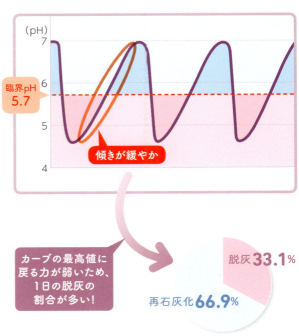

カーブの最高値に戻る力が弱いため、1日の脱灰の割合が多い！

脱灰 **33.1**%
再石灰化 **66.9**%

※数値は「ステファナリシス」により計算

## 「飲食の回数」で「カーブの波の数」が決まる

ステファンカーブの波の数は、「飲食の回数」により決まります。飲食の回数が多いと、それだけ細菌にえさとなる糖を与えてしまいますので、pHが低下する回数が増え、脱灰が起こりやすくなるのです。

当院では、平日と休日あわせて3日間の食生活について、朝起きてから夜寝るまでにお子さんが飲食したものを、タイムスケジュールに沿って保護者に記入してもらっています。そして、1日の飲食回数の平均を、「3回以下」「4回」「5回」「6回以上」の4段階で評価します。アンケートでは、卒乳の時期や食事、歯磨きの状況についても尋ね、保健指導の参考にします。

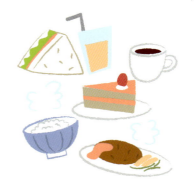

図4-17 飲食の回数が少ない場合（低リスク）

図4-18 飲食の回数が多い場合（高リスク）

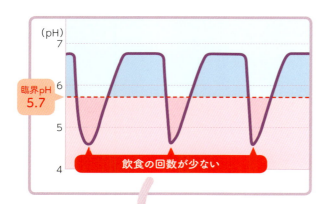

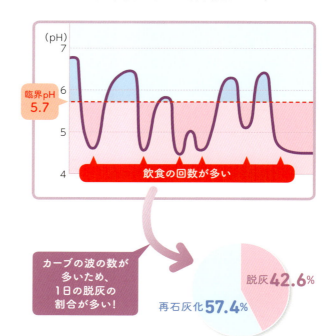

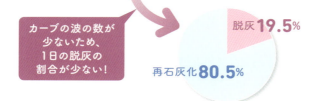

※数値は「ステファナリシス」により計算

### COLUMN

#### 患者さんがリスクを知ることが継続受診につながる

図4-19は、当院に初診で来院した15歳以下の患者さん539名の1年後の定期健診の受診率です。う蝕リスク検査を受けた患者さんと、受けていない患者さんで、継続受診率に有意差が見られました。

レーダーチャートやステファンカーブを用いて、視覚的にわかりやすい保健指導を行ったことが、継続受診につながったと考えられます。

図4-19 当院での継続受診率（う蝕リスク検査の有無別）

リスク検査を受けた患者さんは、210名のうち165名（78.6％）が1年後も定期健診を受診した一方、リスク検査を受けなかった患者さんは、329名のうち123名（37.4％）の受診に留まった。

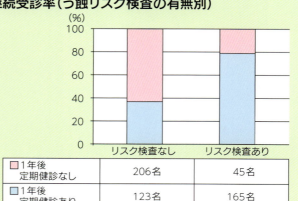

| | リスク検査なし | リスク検査あり |
|---|---|---|
| 1年後定期健診なし | 206名 | 45名 |
| 1年後定期健診あり | 123名 | 165名 |

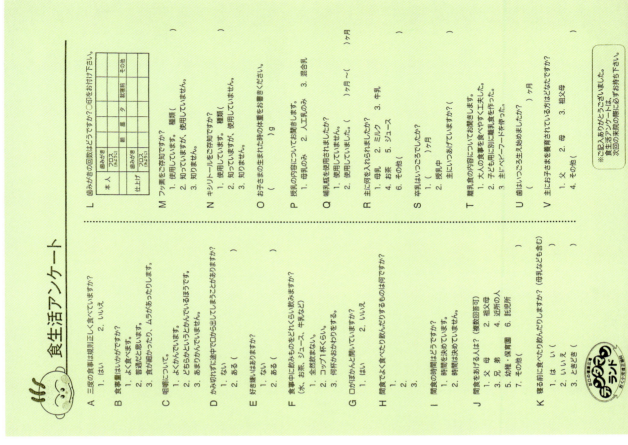
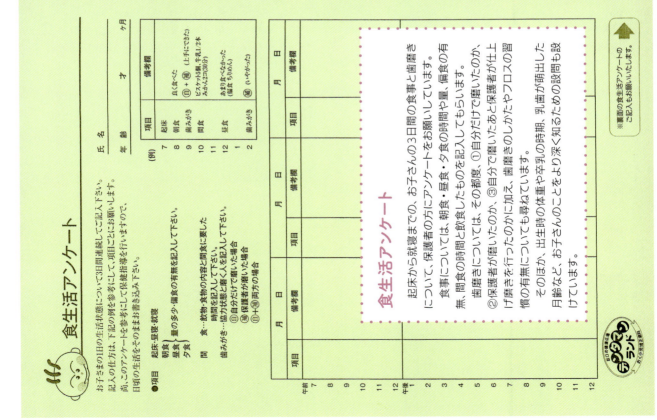

図4-20　当院の食生活アンケート

# 4. う蝕リスク検査の流れ

患者さんごとのステファンカーブを作成するために、当院でどのようにう蝕リスク検査を行っているかをご説明します。

## STEP 1 う蝕リスク検査の説明

パンフレットなどの資料をもとに、う蝕リスク検査の必要性や検査の内容、定期管理への流れを説明します。

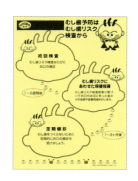

## STEP 2 ステファンカーブの説明

ステファンカーブをもとに、飲食後に口腔内にどのような変化が起こるかを説明します。患者さん個人のステファンカーブを知ることで、う蝕になりやすいか、なりにくいかがわかることを伝えます。

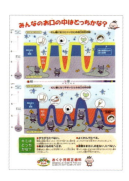

## STEP 3 顕微鏡でプラークを観察

口腔内のプラークを採取し、位相差顕微鏡で保護者や患児にお見せします。

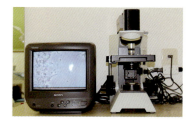

## STEP 4 カリオスタットの実施

プラークをふき取った綿棒をアンプルに入れ、37℃で48時間培養します。検査結果は次回来院時にお伝えします。

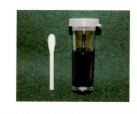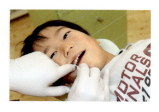

## STEP 5 オーラルペーハーテストの実施

オーラルペーハーテストを行います。試験紙を唾液で湿らせて、唾液のpHを測ります。

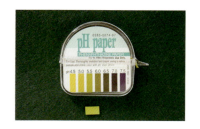

## STEP 6 シーエーティー21バフの実施

シーエーティー21バフで、唾液量と、唾液がう蝕原性菌の出した酸を中和する力（緩衝能）を調べます。

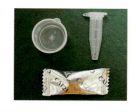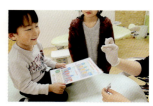

※写真は患者の許可を得て掲載。

## STEP 7 食生活アンケートの記入

食生活アンケート（p.91 **図4-20**）に記入してもらいます。平日と休日を交えて3日間、何かを飲食した場合、その内容と時間を記入してもらいます。

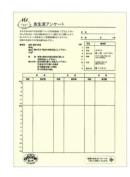
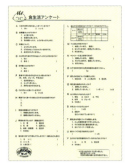

## STEP 8 チェック項目の確認とレーダーチャートの作成

歯磨き、食生活、フッ化物の使用などについて記入してもらい、検査の結果を含めて、患児のう蝕リスクのレーダーチャートを作成します。レーダーチャートの面積が大きいほど、う蝕リスクは低くなります。

**チェック項目**

1. **歯みがき**
   ①仕上げ磨き
     なし・(あり)
   ②フロスの使用
     (なし)・あり(　)
   ③就寝前の歯みがき
     なし・(あり)
   ④歯みがきの回数
     (2)回

2. **食生活**
   ①寝る前の飲食
     (なし)・あり
   ②間食(飲み物も含む)
     の回数 (2)回
   ③甘いものの摂取
     少ない・(多い)
   ④代用糖の利用
     (なし)・あり

3. **フッ化物**
   ①フッ化物の使用
     (なし)・あり(　)
   ②フッ化物の使用回数
     (　)回

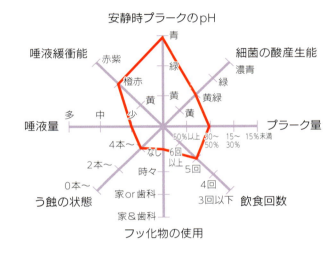

## STEP 9 ステファンカーブの作成

患児のう蝕リスクを反映したステファンカーブを作成します。当院では「ステファナリシス」という、う蝕リスク診断ソフトを用いています（p.105）。

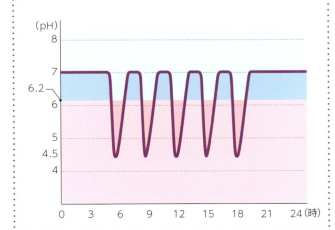

## STEP 10 保健指導と定期管理

レーダーチャートとステファンカーブで、患児個人のリスクを見える化して説明します。その後、保健指導を行い、リスクに応じて定期受診の間隔をご相談します。

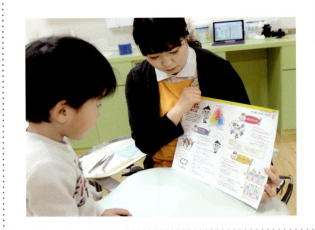

実践編　93

# 5. 実践！ステファンカーブを活用した保健指導

患者さんごとのステファンカーブをもとにした保健指導について、実際の臨床での例を見ていきましょう。

## CASE 1　う蝕が多く、フッ化物が苦手なお子さんの症例

### 基本情報

| | |
|---|---|
| 初診時年齢 | 3歳7カ月 |
| 性別 | 女児 |
| 主訴 | フッ化物塗布 |
| 現病歴 | 他院にて定期管理を受けていたが、本人が受診を嫌がるようになり当院を受診。 |
| 特記事項 | なし |

### 歯式図

| | | | | | C0 | C1 | C1 | C1 | C2 | C2 | C1 | |
|---|---|---|---|---|---|---|---|---|---|---|---|---|
| E | D | C | B | A | | A | B | C | D | E | | |
| E | D | C | B | A | | A | B | C | D | E | | |
| C2 | C1 | | | | | | | | C2 | C2 | | |

### 口腔内写真（3歳7カ月）

多数歯にう蝕を発症している。

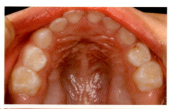
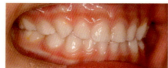
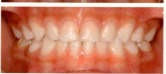
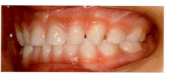
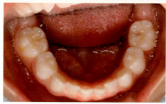

#### 保健指導の方針

まずは多数歯にわたるう蝕の治療を行い、その後、新しくう蝕をつくらせないための保健指導を行います。「どうしてむし歯ができてしまったのか」「どうしたらむし歯ができないようになるのか」を、患児のう蝕リスク検査を通じてしっかり保護者に理解してもらいます。

# 4歳0ヵ月 う蝕リスク検査（1回目）

う蝕治療後に、う蝕リスクの検査を行い、患児のリスクを反映したステファンカーブとレーダーチャートを作成しました。改善できそうな点を保護者に提案します。

## ステファンカーブ

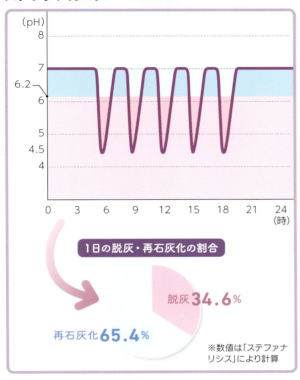

## レーダーチャート

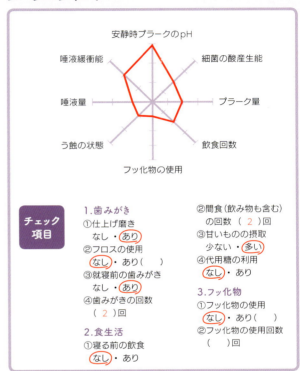

## 検査結果の分析と保健指導

### ステファンカーブ

う蝕リスク検査から得られたステファンカーブでは、1日の脱灰時間の割合は34.6％。ステファンカーブと脱灰時間の関係を説明し、いまのままの口腔内環境では、う蝕が新たに発症する可能性が高いことをお話ししました。

### 食生活

飲食の回数を減らすことを提案しました。唾液緩衝能が強くないことから、飲食回数が多い場合、飲食するたびに脱灰しやすく、再石灰化されずにう蝕になりやすいことを説明しました。就寝中は唾液の緩衝作用が弱くなるので、とくに就寝前の飲食をなくすことを勧めました。

食生活アンケートでは「あまり噛んでいない」と記載されており、「奥歯でよく噛む」ように指導しました。臼歯部咀嚼は舌の動きを促進し、唾液もたくさん出るようになるので、酸を中和する働きも強まります。

### 口腔清掃

仕上げ磨きでのフロスの使用が定着していなかったことがわかったため、就寝前の仕上げ磨きではフロスを必ず使用するよう保護者に指導しました。

### 細菌

カリオスタットの値が低いことは、酸を産生する細菌がすでに口腔内に定着していることを意味します。そのため、う蝕を予防するにはプラークコントロールを徹底させる必要があります。患児に自分のプラークを位相差顕微鏡で見てもらい、ブラッシングのモチベーションを強化しました。

### フッ化物

歯科医院でのフッ化物塗布は行えず、家庭でのフッ化物の応用もありませんでした。患児は4歳でうがいもできるため、毎日、仕上げ磨きのあと、ミラノールによるフッ化物洗口を行っていただくよう指導しました。

さらに、現在のステファンカーブと、リスクを改善した場合のステファンカーブを提示し、家庭と歯科でのフッ化物の併用で臨界pHが下がり、1日の脱灰時間の割合が少なくなることを説明しました。

## 定期健診

- 家庭での仕上げ磨きやフロスの使用が徹底されてきました。一方、歯科医院でのフッ化物塗布はかろうじて実施できたものの、患児がフッ化物の味を嫌がり、家庭でのフッ化物応用を行うことはできませんでした。
- フッ化物の導入が困難な理由として、保護者がフッ化物に抵抗感をもっている、患児が味に過敏である、つい忘れて習慣づかない、などが挙げられます。家庭でも応用できるように指導していくのが望ましいですが、難しい患者には無理強いするのではなく、相手の環境や心情に歩み寄り、他のリスクをコントロールして総合的に改善を図るほうが信頼関係を築けます。

## 5歳11ヵ月　う蝕リスク検査（2回目）

個々の要因について、前回の検査と比較しながら指導を行います。萌出した第一大臼歯にはシーラント処置を施したほか、下顎前歯が永久歯に交換し叢生が生じたため、矯正治療を開始することになりました。

### 歯式図

| Seal | | | | CO | | | C1 | CR | CR | Seal |
|---|---|---|---|---|---|---|---|---|---|---|
| 6 | E | D | C | B | 1 | 1 | B | C | D | E | 6 |
| 6 | E | D | C | B | 1 | 1 | B | C | D | E | 6 |
| Seal | CR | CR | | | | | | CR | CR | Seal |

### 口腔内写真（5歳11ヵ月）

う蝕治療後、新たなう蝕の発症は認められない。

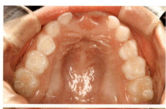
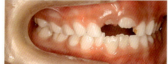
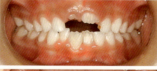
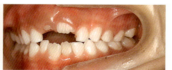
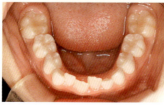

### ステファンカーブ

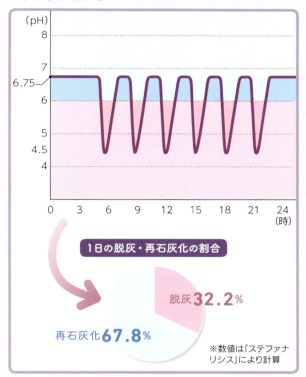

### レーダーチャート

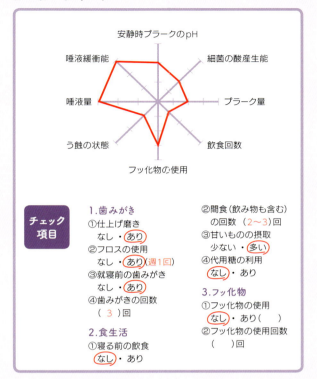

## 検査結果の分析と保健指導

### ステファンカーブ
2回目の検査から得られたステファンカーブでは、1日の脱灰時間の割合は32.2％。前回の34.6％と比較して減少してはいるもののまだ高く、新たなう蝕が発症する可能性が高い口腔内環境です。

### 食生活
間食の回数が増えてしまったため、飲食の回数が多いと再石灰化が十分に行われずう蝕になりやすいこと、就寝前の飲食はう蝕のリスクを高めることをあらためて説明しました。

唾液緩衝能は「橙赤」から「赤紫」へ改善されました。唾液分泌量が増加しているのは、咀嚼指導の効果が現れていると推測されます。

### セルフケア
年齢的にも隣接面う蝕が発症しやすい時期となるため、仕上げ磨きとフロス使用の徹底を図りました。

### フッ化物
患児の味への過敏は軽減しておらず、PMTCのジェルやフッ化物への抵抗は強いままです。家庭でのフッ化物応用の定着は図れなかったため、フロスを含めたプラークコントロールの徹底を指導しました。

●これから次々に永久歯が萌出してくること、そして萌出直後の歯はう蝕になるリスクが高く、フッ化物による歯質強化が重要であることを説明し、可能であれば、家庭でもフッ化物配合製品を使用していただくよう指導しました。
●今後、口腔内に矯正装置が入ると口腔清掃が難しくなるため、患児本人ならびに保護者による口腔清掃が重要になります。当院では、矯正治療を開始する前に、必ずう蝕リスク検査による保健指導を行い、う蝕予防を徹底しています。矯正治療開始後は、1カ月に1回、装置の調整時に口腔内のPMTCも行います。

## CASE 2 親子でう蝕リスク検査を行った症例

### 基本情報

| 初診時年齢 | 2歳7カ月 |
|---|---|
| 性別 | 女児 |
| 主訴 | う蝕 |
| 現病歴 | 2歳6カ月歯科健診にてう蝕指摘。予防管理を希望し受診。 |
| 特記事項 | なし |

### 歯式図

|   |   |   |   | C1 | C1 |   |   | C0 |   |
|---|---|---|---|---|---|---|---|---|---|
| D | C | B | A | | A | B | C | D |
| D | C | B | A | | A | B | C | D |

C0

#### 保健指導の方針

初期う蝕を認めるため、う蝕リスク検査を行い、う蝕予防管理を行います。母親もリスク検査を希望されたので、母親に保健指導を行うことで、患児のう蝕予防につなげます。

### 2歳7ヵ月 患児のう蝕リスク検査（1回目）

患児は2歳7カ月と低年齢のため、唾液の分泌量と緩衝能を調べるシーエーティー21バフでの検査は行えませんでした。そのため、ステファンカーブの作成はできず、レーダーチャートのみを用いた保健指導になりました。

#### レーダーチャート

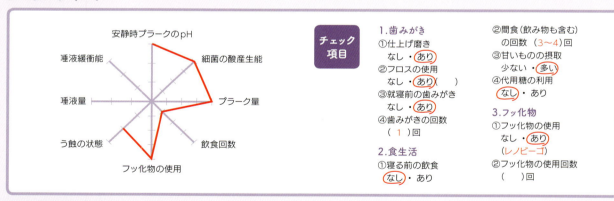

### 検査結果の分析と保健指導

#### 細菌

カリオスタットの結果は「濃青」、オーラルペーハーテストの結果も「青」で、細菌のリスクは低いと考えられました。

#### 食生活

フッ化物は家庭でレノビーゴを使用されていましたが、食生活アンケートから、卒乳がまだできておらず、就寝前の授乳が認められました。母乳中の乳糖のう蝕誘発能は低いものの、日中の甘味物摂取によりプラークが付着した歯は、就寝中は唾液分泌が減少することも重なり、う蝕が発症しやすくなります。

また、間食の回数が多いため、口腔内が酸性に傾く時間が長く、歯が溶けやすい環境が続くことを説明しました。

●患児のステファンカーブを作成できなかった分、保護者にステファンカーブを用いた指導を行い、患児の予防につなげます。保護者にう蝕リスク検査を行うことには、
①保護者自身がう蝕発症要因を身近なものとして理解し、自身のセルフケアの改善につながる。
②子どもの口腔の管理者としての意識が高まる。
③う蝕原性菌の母子感染予防への関心が強まる。
などの効果があります。

# 保護者（母親）のう蝕リスク検査

保護者にステファンカーブを用いた指導を行い、患児のう蝕予防につなげます。

## 基本情報

| 初診時年齢 | 38歳 |
|---|---|
| 性別 | 女性 |
| 主訴 | 歯痛 |
| 現病歴 | 1カ月前に近医にて歯科治療を終了したものの疼痛が継続するため当院を受診。子どものう蝕予防のためにも母子でのう蝕リスク検査を希望された。 |
| 特記事項 | なし |

## 歯式図

| FCK | FCK" | In" | In | C0 |  |  | CR | CR | CR" | CAD | CAD | In" | FCK |
|---|---|---|---|---|---|---|---|---|---|---|---|---|---|
| 7 | 6 | 5 | 4 | 3 | 2 | 1 | 1 | 2 | 3 | 4 | 5 | 6 | 7 |
| 7 | 6 | 5 | 4 | 3 | 2 | 1 | 1 | 2 | 3 | 4 | 5 | 6 | 7 |
| CRIn | ジルコニア | CRIn |  |  |  |  | 欠損 | CR | CR | CR" | CR | ジルコニア |  |

※"は二次う蝕を示す。

## 口腔内写真

不良充填物や二次う蝕が認められる。このままの状態では細菌が減少しにくいため治療を勧めた。

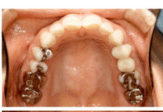
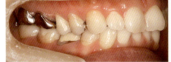
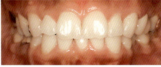
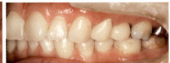
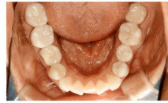

## ステファンカーブ

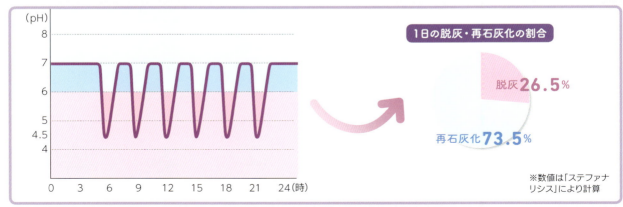

1日の脱灰・再石灰化の割合
脱灰 26.5%
再石灰化 73.5%

※数値は「ステファナリシス」により計算

### レーダーチャート

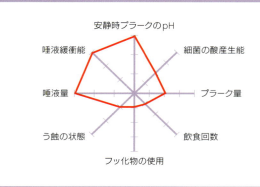

チェック項目

1. 歯みがき
①仕上げ磨き
　(なし)・あり
②フロスの使用
　なし・(あり)（　）
③就寝前の歯みがき
　なし・(あり)
④歯みがきの回数
　（2〜3)回

2. 食生活
①寝る前の飲食
　(なし)・あり

②間食（飲み物も含む)
　の回数 (3〜4)回
③甘いものの摂取
　少ない・(多い)
④代用糖の利用
　(なし)・あり

3. フッ化物
①フッ化物の使用
　(なし)・あり（　）
②フッ化物の使用回数
　（　）回

### 検査結果の分析と保健指導

**細菌**
　カリオスタットの結果が「黄緑」であることから、酸産生能の強い細菌が定着している可能性が考えられました。

**口腔清掃**
　プラークの量が「30〜50％」と高い数値です。母子感染のリスクを軽減するためにも、母親自身のプラークコントロールを徹底する必要性があることをお伝えしました。

**食生活**
　唾液の緩衝能に問題はありませんでしたが、食事中に水を飲む習慣がありました。唾液をたくさん出して、より緩衝能を上げるため、食事が終わってからの飲水や、奥歯でよく噛む食べかたを勧めました。

**フッ化物**
　フッ化物の使用はまったくなかったため、成人にもフッ化物が有効であることを説明しました。

●母子感染予防のために、下記のように助言しました。
「多くの子どもは、お母さんからむし歯菌が感染します。感染の時期が遅くなるほどむし歯はできにくいと言われていますので、お子さんのむし歯予防のためにも、お母さんのお口の中をきれいにして、むし歯菌を減らしましょう。また、口移しなどでむし歯菌を移さないようにしましょう」

## 3歳9ヵ月　患児のう蝕リスク検査（2回目）

う蝕の進行や新たなう蝕の発症は認められないものの、以前の検査で母親のカリオスタットの値が高かったこと、隣接面う蝕が発症しやすい時期になったことに加え、母親からの要望もあり、2回目のう蝕リスク検査を行いました。今回は唾液検査を実施できたため、患児のステファンカーブを作成しました。

### 口腔内写真（3歳9ヵ月）

乳歯列が完成。う蝕の進行や新たなう蝕の発症は認められない。

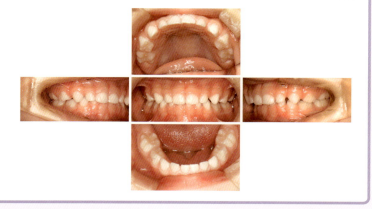

### ステファンカーブ

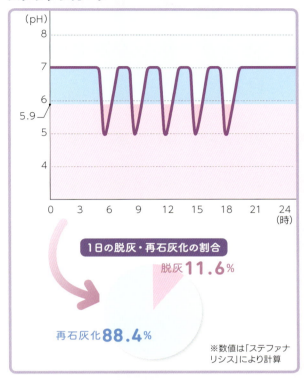

### レーダーチャート

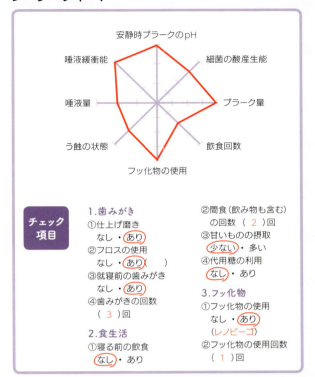

## 検査結果の分析と保健指導

### 口腔清掃
　母親への指導のおかげか、患児の口腔衛生状態も良好でした。家庭でのフッ化物使用もあるため、現在の状況を継続していくよう指導しました。

### 細菌
　カリオスタットの結果は初回の「濃青」から「緑」となり、う蝕原性菌の定着が疑われました。一方、安静時唾液、唾液緩衝能は良好な数値を示し、脱灰の割合も11.6％と比較的安全な数値でした。
　前回のカリオスタットと比較して、今回は少し危険な状態になりましたが、前回行えなかった唾液検査の結果を踏まえて、「お口を守ってくれる、良いつばですね。よく噛む習慣をつけて、たくさん良いつばを出しましょう」と前向きな指導を行いました。また、偏食が少なくなってきていること、間食の内容が改善されていることについても評価しました。

● う蝕をはじめとした、生活習慣病予防のためには、改善された内容について「いっしょに喜び、ほめる」ことが継続支援に有効です。

## ココがポイント！

### 小児のう蝕予防は保護者とセットで

　う蝕は「感染症」と「生活習慣病」の両面の性質をもつ疾患です。感染予防には、もっとも感染頻度の高い母子感染の予防が重要となります。一方、生活習慣病予防には、生活習慣の問題点を把握し、それに対して的確な改善方法を指導し、継続していただくことがポイントです。
　母子感染予防を行う場合、検査により母親の口腔内のう蝕原性菌の活動性が高いことがわかれば、子どもにむし歯をつくらせないよう、感染予防への意識も高まり、われわれからの具体的な提案にも耳を傾けてくれるようになります。
　生活習慣の改善についても、単に「むし歯予防のために甘いおやつは控えましょう」とお話しするより、ご自分のステファンカーブを知ってもらい、「間食の回数を1回減らすだけでむし歯になるリスクはこれだけ減ります」と具体的にお話しするほうがモチベーションは上がります。さらに、改善できた点をほめるようにすれば、継続行動につながります。

# CASE 3　全身麻酔下治療後、口腔内環境が改善した症例

## 基本情報

| 初診時年齢 | 1歳7カ月 |
|---|---|
| 性別 | 男児 |
| 主訴 | う蝕 |
| 現病歴 | 甘い物をよく食べさせていたので、むし歯ができていないか保護者が心配になり当院を受診。 |
| 特記事項 | なし |

## 歯式図

| C1 | | C0 | C0 | C0 | C0 | | C2 | |
|---|---|---|---|---|---|---|---|---|
| | D | C | B | A | A | B | C | D |
| E | D | C | B | A | A | B | C | D | E |
| C0 | C0 | | | | | | C1 | C0 |

### 保健指導の方針

全顎的にう蝕を認めましたが、機能的な問題が生じていないこと、治療にまだ協力が得られないことから、う蝕リスク検査を行い、予防管理を徹底することにしました。

## 1歳7カ月　う蝕リスク検査（1回目）

患児は1歳7カ月と低年齢のため、唾液の分泌量と緩衝能を調べるシーエーティー21バフでの検査は行えませんでした。そのため、ステファンカーブの作成はできず、レーダーチャートのみを用いた保健指導になりました。

### レーダーチャート

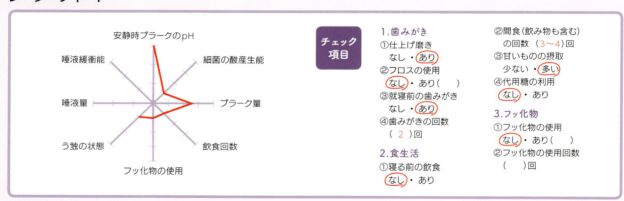

**チェック項目**

1. 歯みがき
   ①仕上げ磨き　なし・**あり**
   ②フロスの使用　**なし**・あり（　）
   ③就寝前の歯みがき　なし・**あり**
   ④歯みがきの回数（2）回

2. 食生活
   ①寝る前の飲食　**なし**・あり
   ②間食（飲み物も含む）の回数（3〜4）回
   ③甘いものの摂取　少ない・**多い**
   ④代用糖の利用　**なし**・あり

3. フッ化物
   ①フッ化物の使用　**なし**・あり（　）
   ②フッ化物の使用回数（　）回

### 検査結果の分析と保健指導

#### 食生活と細菌

　食生活アンケートから、まだ卒乳しておらず、就寝前の授乳や、夕食後の甘味物の摂取があることがわかりました。
　カリオスタットも「黄色」で酸産生能が強いため、「母乳に含まれる乳糖は砂糖に比べてむし歯をつくりにくい糖ですが、お子さんのお口の中には強いむし歯菌がいるため、母乳をえさにしてむし歯が進行してしまいます。とくに就寝中は唾液があまり出ないため、むし歯菌の出した酸が中和されず、むし歯が進行しやすくなります」とお話しして、卒乳を勧めました。
　また、甘味物をたくさん摂取していたため、飲食物に含まれる砂糖の量について、「むし歯になりやすいおやつ・なりにくいおやつ」などをパンフレットを用いて指導しました[5]。

## 3歳1ヵ月　全身麻酔下での治療

● このように保健指導を徹底しましたが、第2子妊娠にともない母親による口腔ケアが不十分になったこと、患児の体重増加が少なく、小児科から「まめに食事を摂るように」と指導を受けて飲食の回数が増えたことなどにより、う蝕の進行がコントロールできなくなりました。その結果、治療を行うこととなりました。

まだ患児の協力が得られず、食事時に疼痛をともない緊急性があることから、全身麻酔下での日帰り治療を選択しました（図4-21）。

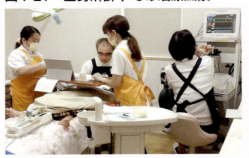

図4-21　全身麻酔下での治療風景

### 口腔内写真（3歳1ヵ月、治療前）

多数歯にう蝕を認める。

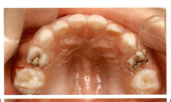
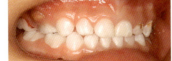
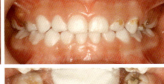
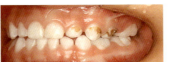
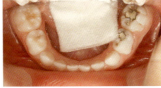

## 3歳1ヵ月　う蝕リスク検査（2回目）

全身麻酔下でのう蝕治療後、再度リスク検査を行いました。今回のリスク検査で以下の変化（p.104）が見られました。

### 歯式図

| CR | | CR | CR | CR | CR | CR | CR | | CR |
|---|---|---|---|---|---|---|---|---|---|
| E | | C | B | A | A | B | C | | E |
| E | D | C | B | A | A | B | C | D | E |
| CR | VA CR | CR | CR | CR | CR | CR | CR | VA CR | VA CR |

### 口腔内写真（3歳1ヵ月、全身麻酔下治療後）

全身麻酔下にて、すべての
う蝕処置を終了した。

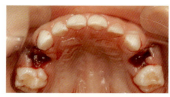

### レーダーチャート

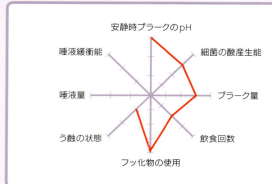

**チェック項目**

1. 歯みがき
   ①仕上げ磨き
   なし・(あり)
   ②フロスの使用
   なし・(あり)（　）
   ③就寝前の歯みがき
   なし・(あり)
   ④歯みがきの回数
   （ 2 ）回

2. 食生活
   ①寝る前の飲食
   (なし)・あり
   ②間食（飲み物も含む）
   の回数（ 2 ）回
   ③甘いものの摂取
   少ない・(多い)
   ④代用糖の利用
   (なし)・あり

3. フッ化物
   ①フッ化物の使用
   なし・(あり)（　）
   ②フッ化物の使用回数
   （ 3 ）回

### 検査結果の分析と保健指導

**食生活**

　最初の保健指導直後、2歳で卒乳は完了していました。保健指導により母親の意識が変わったと考えられます。

　初回と比較して食生活が規則正しくなり、間食の内容にも変化が見られました。また、全身麻酔下でのう蝕治療となったこともあり、祖父母も甘いおやつをむやみに与えなくなりました。

**細菌**

　カリオスタットの数値も改善しました。これは、う窩がなくなったことや、歯科医院と家庭でのフッ化物の応用が影響したと考えられます。

● 今度こそ新たなう蝕をつくらせないよう、改善した生活習慣を継続できるように、定期管理を続けています。

## 改善しにくいリスク因子こそ「見える化」が生きる

甘味物の制限やフッ化物の応用などについては、皆さんも通常の保健指導で行っていると思います。これらは改善しやすい項目ですが、実際の記録を見せながらの指導はより有効です。

一方、唾液緩衝能やカリオスタットなど、改善が難しい項目については、指導にも注意が必要です。唾液緩衝能が弱い場合は、よく噛む習慣を身につけてもらうために唾液量を増やす指導を行います。

カリオスタットの値も容易には改善しにくいため、検査結果が悪かった場合は、プラークコントロールや食生活改善の徹底により、総合的なリスクの軽減を目指します。

改善が難しい項目でも、総合的なリスクコントロールを行えば十分にう蝕が予防できることをお話しし、安心していただくことが大切です。

## ステファンカーブを意識した保健指導を

う蝕予防のための保健指導を行う場合、Keyesの輪の3要因（p.9 図1-1）である「細菌」「宿主（歯・唾液）」「食事」のどこにどのような問題があってう蝕が発症したのかを考えるようにします。そして、得られた情報から患者さん個人のステファンカーブをイメージしましょう。たとえば、カリオスタットの数値が悪ければ、「細菌」要因に問題があり、ステファンカーブの最低値が低いことが推察されます。

とはいえ、う蝕は多因子性の疾患です。ひとつの検査項目が悪かったから、または良かったからといって、それだけでう蝕のなりやすさが決定されるものではありません。

また、症例解説（p.94〜）で用いた検査は小児に応用しやすい検査となっていますが、他の検査キットを用いても同じことができます。肝心なことは、Keyesの輪の3要因のそれぞれについて評価し、総合的にリスクを把握し、保健指導を行うことです。

個々のステファンカーブをもとに、具体的な保健指導を行うことは、患者さんにとって現在の自分の口腔環境を理解することとなり、保健行動の大きな動機付けになります。「ステファンカーブを意識した保健指導」が、一人ひとりにあったパーソナルなう蝕予防につながるのです。

### COLUMN

#### う蝕リスク診断ソフト「ステファナリシス」

ステファナリシスは「年齢」「フッ化物の使用状況」「安静時プラークのpH」「う蝕原性菌の酸産生能」「唾液緩衝能」「飲食の回数」の6つのリスク因子から擬似的ステファンカーブを作成し、1日の脱灰時間と再石灰化時間の割合を算出するソフトです（筆者作）[9]。

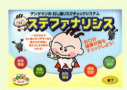

「ステファナリシス」のパッケージ」（上）と画面（右）

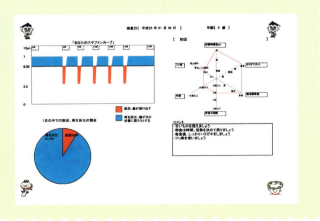

〈参考文献〉
1. 奥 猛志，井形紀子，重田浩樹，山﨑要一．新しい齲蝕予防管理ソフトの臨床応用 第1報．脱灰時間の割合と齲蝕罹患状態との関係．小児歯誌2007；45（3）：419-423．
2. 奥 猛志，井形紀子，堀川清一，重田浩樹，山﨑要一．新しい齲蝕予防管理ソフトの臨床応用 第2報．脱灰時間の割合と1年後の齲蝕発症との関係．小児歯誌2008；46（3）：373-377．
3. 奥 猛志，井形紀子，豊島正三郎，重田浩樹，山﨑要一．歯科治療時における小児の協力度ならびにトレーニング回数に関する研究．小児歯誌2008；46（4）：463-468．
4. 奥 猛志，田中英一，早崎治則（編）．DH style 増刊号 子どものお口のスペシャリストになろう．東京：デンタルダイヤモンド，2012．
5. 松久保 隆．保護者にアドバイスしたいう蝕になりにくいおやつのすべて PART2 1『う蝕になりにくい』おやつの基準と上手な選びかた．歯科衛生士1996；20（12）：16-24．
6. 森田 学，石村 均，石川 昭，小泉和浩，渡邊達夫．歯科修復物の使用年数に関する疫学調査．口腔衛生会誌1995；45（5）：788-793．
7. 安田 登．これからの齲蝕学・修復学修復学再考——総説として．安田 登，田上順次（編）．新しい齲蝕学・修復学を求めて．東京：医歯薬出版，9-18，1997．
8. 柏植紳平．初期う蝕の診断と治療—咬合面を中心に—．小松久憲（監修）．初期う蝕のマネージメント う蝕を進行させないために．東京：クインテッセンス出版，25-41，2004．
9. 奥 猛志．医療法人おく小児矯正歯科．う蝕リスク診断ソフト「ステファナリシス」．http://www.dentaman.com/docter.html（2018年2月26日アクセス）

# おわりに

「細菌」「代用甘味料」「フッ化物」「実践」――4人の先生がたによる、4つの視点からの講義はいかがでしたか。少なくとも私自身は、う蝕について根本から学べた喜びに浸っています。

　学生時代に戻って直接講義をしていただいたような感覚で、歯科の世界がどの方向を向いて進んでいるのかについても多く学ばせていただきました。われわれの世代が授かった教育から、こんなにも歯科の世界が進化していようとは、あらためて勉強させていただきました。

　これまでの歯科医師人生において、患者さんに多くを学ばせていただいたことは、臨床医として大きな財産でした。しかし、医療は時代背景をもとに変化するサービスです。日々変わる社会的要求にこたえてこそ、医療者と患者さん双方の根本的な満足が得られるものと考えます。

いまもっとも求められるのは、疾病に対峙するわれわれ医療者の姿勢であり、ベースとなる知識です。その源泉はわれわれ自身が常に追求していかなければなりません。そしてそこには明確なエビデンスがあってこそ、真の要求にこたえるだけの技術が生まれるものと確信しています。

　研究者は常に最先端の真理を追求しています。たとえば、iPS細胞を用いた歯牙再生の研究も、完成がもうそこに迫ってきている、と東北大学の福本 敏教授も語っておられました。歯牙再生が実現されれば、従来の歯科医療の概念が大きく変わることを予感させます。

　しかし、こうした研究分野の知識を実際の臨床に結びつけるには、医療者がいま何を求めているかを理解し、最新情報として提供する場が欠かせません。本書ではまさに、小児う蝕について研究者が得た最新の情報を、理解しやすい形で臨床の現場に届けていただけたと思います。

　4名の先生がたには貴重な時間を執筆に割いていただき、しかも難しい研究をこんなにも噛みくだいてご説明いただけたことにただただ深謝いたします。読者の皆様には、明日の臨床のナビゲーターになれば誠に幸いです。

　最後になりますが、本書の書籍化において尽力いただいた月刊「歯科衛生士」編集部、および編集担当の内藤氏には、素晴らしい結果に導いていただきましたことに感謝いたします。

公益社団法人 日本小児歯科学会 監事／専門医指導医
南山手小児歯科 院長
吉田昊哲

# 索引

**[ ア ]**

| | |
|---|---|
| ICDAS（アイシーダス） | 28 |
| アスパルテーム | 52 |
| アセスルファムK | 52、53 |
| 安静時プラークのpH | 87 |

**[ イ ]**

| | |
|---|---|
| イエテボリ法 | 76 |
| イオン導入法 | 66 |
| イソマルトース | 48 |
| 一次通過菌 | 12、14 |

**[ ウ ]**

| | |
|---|---|
| う蝕リスク検査 | 92、93 |
| う蝕リスクのレーダーチャート | 93 |

**[ エ ]**

| | |
|---|---|
| エリスリトール | 51、53 |

**[ オ ]**

| | |
|---|---|
| OTC化されたフッ化物洗口液 | 68 |
| オリゴ糖類 | 38、39、44、**50** |

**[ カ ]**

| | |
|---|---|
| 外因感染 | 8 |
| Keyes（カイス）の3つの輪 | 9 |
| 果糖ぶどう糖液糖 | 48、53 |
| ガラクトオリゴ糖 | 50 |
| カリエスバランス | 9 |
| 感染の窓 | 23 |

**[ キ ]**

| | |
|---|---|
| キシリトール | 44、47、**50**、51、53 |
| 局所応用 | 56、61、62 |

**[ ク ]**

| | |
|---|---|
| グルカン | **10**、11、16、**20**、21、**40**、**41**、**42**、**43**、44 |
| グルコース | 10、17、38、39、**40**、41、43、44、46、**48**、51 |
| グルコシルオリゴ糖 | 48、50 |
| グルコシルトランスフェラーゼ（GTF） | 20、**40**、42、43 |

**[ ケ ]**

| | |
|---|---|
| 健康保菌者 | 12、16 |

**[ コ ]**

| | |
|---|---|
| 高濃度フッ化物配合歯磨剤 | 72、74、75 |
| コーンシロップ | 48 |

**[ サ ]**

| | |
|---|---|
| 細菌の酸産生 | 8、**10**、11、**22**、40、**41**、42、**43**、44、45、84、**88** |
| 再石灰化 | **22**、27、28、**82**、83、84、85 |
| サッカリン | 52、53 |

**[ シ ]**

| | |
|---|---|
| 歯面細菌叢 | 26 |
| 初期う蝕 | **27**、28、**82**、83 |
| 徐放性フッ化物 | 61、67 |
| 人工甘味料 | 38、39、44、47、**52**、53 |

**[ ス ]**

| | |
|---|---|
| スクラロース | 52、53 |
| スクロース | 9、16、17、19、33、34、**38**、**39**、**40**、41、42、43、44、45、46、47、**48**、53 |
| ステビア | 51、53 |
| ステファナリシス | 105 |
| ステファンカーブ | 11、83、**84**、**85**、86、87、88、89、90、105 |

3 DS（スリーディーエス） 32

**【セ】**
全身応用 56、61

**【ソ】**
ソルビトール 50、51

**【タ】**
唾液緩衝能 89
脱灰 21、**22**、27、28、41、77、**82**、83、84、85
多糖 39
炭水化物 39
単糖類 35、38、39、**48**

**【チ】**
チタンインプラントとフッ化物配合歯磨剤 72

**【テ】**
定住菌 12、16
天然甘味料 38、39、44、**51**

**【ト】**
糖アルコール 38、39、47、**50**、51
糖質 39
トレー法 66
トレハロース 49

**【ナ】**
内因感染 8

**【ニ】**
二糖類 33、35、38、39、**48**

**【ハ】**
バイオフィルム **11**、16、17、**21**、**22**、27、**40**、**41**、42、43、45
バイオフィルム感染症 11、21
パノース 48
歯ブラシゲル法 67
パラチニット 51
パラチノース 42、43、44、**49**

**【ヒ】**
ヒドロキシアパタイト 22、58、77

**【フ】**
フッ化第一スズ（$SnF_2$） 64
フッ化ナトリウム（NaF） 64
フッ化物洗口ガイドライン 69
フッ化物のう蝕予防メカニズム 59
フッ化物の組み合わせ応用 78、79
フッ化物のライフステージ別応用 80
フッ化物のリチャージ 56
フッ化物バーニッシュ 61、**64**、72、79
ぶどう糖果糖液糖 48、53
フラクトオリゴ糖 50
フルオロアパタイト 58、77
フルクトース 17、38、39、**40**、41、43、44、**48**、49、53

**【マ】**
マルチトール 44、50、51
マルトース 33、35、44、46、**48**
マンニトール 51

**【 メ 】**
綿球塗布法（一般法） 65

**【 ラ 】**
ラカンカ 51
ラクチトール 50、51

ラクトース 49
ラクトバチルス菌 8

**【 リ 】**
臨界pH 84、86
リン酸酸性フッ化ナトリウム（APF） 64

# 編者・著者略歴（執筆順）

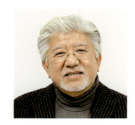

### 吉田昊哲　（よしだ・ひろのり）
南山手小児歯科　院長

【略歴】
1972年　東京歯科大学卒業
1976年　東京歯科大学大学院歯学研究科修了、歯学博士
1981年　東京歯科大学　非常勤講師（～現在）
1982年　南山手小児歯科（神奈川県横浜市）院長（～現在）

日本小児歯科学会　監事
日本小児歯科学会　専門医指導医
全国小児歯科開業医会　顧問

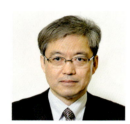

### 花田信弘　（はなだ・のぶひろ）
鶴見大学歯学部探索歯学講座　教授

【略歴】
1981年　九州歯科大学歯学部卒業
1985年　九州歯科大学大学院歯学研究科修了、歯学博士
　　　　九州歯科大学歯学部　助手
1987年　米国 Northwestern 大学医歯学部微生物・免疫学講座　博士研究員
1990年　岩手医科大学歯学部口腔衛生学講座　助教授
1993年　国立予防衛生研究所口腔科学部　部長
1997年　国立感染症研究所口腔科学部　部長
2002年　国立保健医療科学院口腔保健部　部長
2008年　鶴見大学歯学部探索歯学講座　教授（～現在）

日本口腔衛生学会　指導医

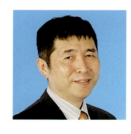

### 藤原　卓　（ふじわら・たく）
長崎大学医歯薬学総合研究科小児歯科学分野　教授

【略歴】
1983年　大阪大学歯学部卒業
　　　　国立予防衛生研究所歯科衛生部　研究員
1986年　大阪大学歯学部附属病院　医員
1990年　大阪大学、歯学博士
　　　　大阪大学歯学部　助手
　　　　マックスプランク生物学研究所　客員研究員
1994年　大阪大学歯学部附属病院　講師
2002年　長崎大学医歯薬学総合研究科小児歯科学分野　教授（～現在）

日本小児歯科学会　国際渉外委員長
日本小児歯科学会　専門医指導医
International Association of Pediatric Dentistry Board Director（2015年～現在）

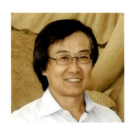

### 眞木吉信 （まき・よしのぶ）
東京歯科大学衛生学講座 教授

**【略歴】**
1978年　東京歯科大学卒業
　　　　東京歯科大学口腔衛生学講座 助手
1985年　東京歯科大学、歯学博士
　　　　東京歯科大学口腔衛生学講座 講師
1987年　スウェーデン ルンド大学歯学部口腔細菌学講座
　　　　（スウェーデン政府給費留学、～1989年）
1990年　東京歯科大学口腔衛生学講座 助教授
2001年　東京歯科大学歯科衛生士専門学校 副校長
2002年　東京歯科大学衛生学講座 教授
　　　　ライオン歯科衛生研究所東京診療所（東京デンタルクリニック）院長（～現在）
2010年　東京歯科大学社会歯科学研究室 教授
2016年　東京歯科大学衛生学講座 教授（～現在）

日本老年歯科医学会 認定医・指導医・専門医
日本口腔衛生学会 認定医

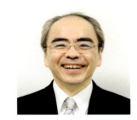

### 奥　猛志 （おく・たけし）
医療法人 おく小児矯正歯科 院長

**【略歴】**
1986年　鹿児島大学歯学部卒業
　　　　鹿児島大学歯学部小児歯科
1987年　鹿児島大学歯学部小児歯科 助手
1996年　鹿児島大学、歯学博士
1998年　鹿児島大学歯学部小児歯科 講師
1999年　おく小児矯正歯科(鹿児島県鹿児島市) 院長（～現在）

日本小児歯科学会 理事／九州地方会会長
日本小児歯科学会 専門医指導医
鹿児島大学歯学部 臨床教授

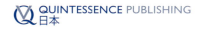

*ゼロからわかる*
小児う蝕予防の最前線

2018年4月10日　第1版第1刷発行

編　　集　吉田昊哲

著　　者　花田信弘／藤原　卓／眞木吉信／奥　猛志

発 行 人　北峯康充

発 行 所　クインテッセンス出版株式会社
　　　　　東京都文京区本郷3丁目2番6号　〒113-0033
　　　　　クイントハウスビル　電話(03)5842-2270(代表)
　　　　　　　　　　　　　　　(03)5842-2272(営業部)
　　　　　　　　　　　　　　　(03)5842-2284(編集部)
　　　　　web page address　http://www.quint-j.co.jp/

印刷・製本　サン美術印刷株式会社

Ⓒ2018　クインテッセンス出版株式会社　　　　　禁無断転載・複写
Printed in Japan　　　　　　　　　　　　　落丁本・乱丁本はお取り替えします
ISBN978-4-7812-0602-8　C3047　　　　　　定価はカバーに表示してあります